D1699255

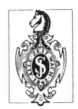

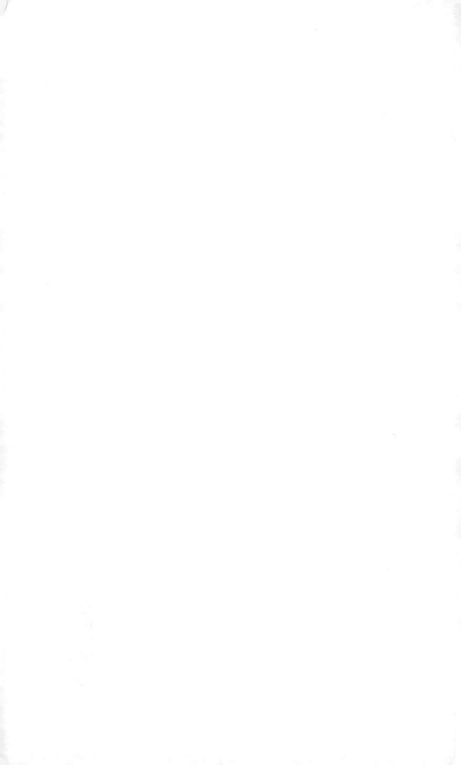

R. Ottenjann   W. Schmitt (Hrsg.)

Aktuelle Gastroenterologie – Campylobacter pylori

Mit 48 Abbildungen und 35 Tabellen

Springer-Verlag
Berlin Heidelberg GmbH

Prof. Dr. R. Ottenjann
Privat-Dozent Dr. W. Schmitt
I. Medizinische Abteilung
Städtisches Krankenhaus München-Neuperlach
Oskar-Maria-Graf-Ring 51
8000 München 83

ISBN 978-3-540-19310-4   ISBN 978-3-642-85515-3 (eBook)
DOI 10.1007/978-3-642-85515-3

2127/3140/543210 – gedruckt auf säurefreiem Papier

Vorwort

Vor nunmehr 5 Jahren gelang in Perth/Westaustralien der Nachweis von gekrümmten oder spiraligen begeißelten Bakterien auf der Magenschleimhaut des Menschen. Die Form des Bakteriums und der Ort der Kolonisation veranlaßten die Bezeichnung: Campylobacter pylori.
Inzwischen liegen mehr als 200 Publikationen über dieses Bakterium vor.
Zielzellen des Campylobacter pylori sind offensichtlich Oberflächenepithelien der Antrumschleimhaut, die im Rahmen entzündlicher Metaplasie (bei peptischer Bulbitis) sehr häufig auch im Bulbus duodeni angetroffen werden (antrale Metaplasie). Elektronenmikroskopische Analysen ließen eine reversible Schädigung der Oberflächenepithelien durch Campylobacter pylori erkennen, bioptische histologische und kulturelle Untersuchungen deckten eine hohe Assoziation der Campylobacter-Besiedelung im Antrum mit der primär im Antrum lokalisierten Gastritis (Typ B-Gastritis) und dem Ulcus duodeni und, in geringerem Maße, auch mit dem Ulcus ventriculi auf. Diese Assoziationen lassen noch nicht auf kausale Zusammenhänge schließen, sie werden eher durch Regression des Aktivitätsgrades der Antrumgastritis parallel zu Eradikation des Campylobacter pylori und durch Beschleunigung der Ulkusheilung durch Wismutsalze und/oder Antibiotika wahrscheinlich gemacht; von besonderer Bedeutung ist die geringere Rezidivrate nach Ulkusheilung durch Wismutsalze im Vergleich zu anderen Ulkustherapeutika.
Viele Fragen blieben offen, vor allem die nach der pathogenetischen Bedeutung des Campylobacter für das Ulcus duodeni und das Magenulkus. Während des 1. Münchener Campylobacter pylori Symposiums am 5. Dezember 1987 sollten neue Resultate aufgezeigt und diskutiert werden. Wir hoffen, daß diese dazu beigetragen haben, die Rolle des Campylobacter in der Entstehung der Typ-B-Gastritis und anderer Gastritiden und des peptischen Ulkus zu klären.
Der geneigte Leser möge sich seine Meinung bilden.
Wir möchten nicht versäumen, der Firma RÖHM-Pharma, und insbesondere Frau Klein, für die Unterstützung bei der Organisation des Symposiums ganz besonders zu danken.

München, Dezember 1988
R. Ottenjann
W. Schmitt

Inhaltsverzeichnis

Mitarbeiterverzeichnis

A. Bauernfeind, Prof. Dr. rer. nat.
Max-von-Pettenkofer-Institut für Hygiene und Medizinische Mikrobiologie der Universität, Pettenkoferstraße 9 a, 8000 München 2

E. Bayerdörffer, Dr. med.
Klinikum Großhadern, Universität München,
Marchioninistraße 15, 8000 München 70

H. Blaufuß, Dr. med.
Institut für Medizinische Mikrobiologie, Immunologie
und Krankenhaushygiene, Städtisches Krankenhaus Bogenhausen,
Englschalkinger Straße 77, 8000 München 81

G. Bode, Dr. rer. biol. hum.
Abteilung Innere Medizin II, Universität Ulm,
Steinhövelstraße 9, 7900 Ulm/Donau

W. Bornschein, Priv.-Doz. Dr. med.
Promenadeplatz 12, 8000 München 2

G. Börsch, Priv.-Doz. Dr. med.
Medizinische Klinik, Elisabeth-Krankenhaus, Moltkestraße 61,
4300 Essen

S. Ehlers, Dr. med.
Institut für Medizinische Mikrobiologie
und Infektionsimmunologie, FU Berlin,
Hindenburgdamm 27, 1000 Berlin 45

M. Gregor, Priv.-Doz. Dr. med.
Medizinische Klinik und Poliklinik, Abteilung für Innere Medizin
mit Schwerpunkt Gastroenterologie, Klinikum Steglitz, FU Berlin,
Hindenburgdamm 30, 1000 Berlin 45

H. Hahn, Prof. Dr. med.
Institut für Medizinische Mikrobiologie
und Infektionsimmunologie,
FU Berlin, Hindenburgdamm 27, 1000 Berlin 45

K. L. Heilmann, Prof. Dr. med.
Institut für Pathologie, Städtisches Krankenhaus Landshut,
Robert-Koch-Straße 1, 8300 Landshut

G. Kasper, Dr. med.
Institut für Mikrobiologie, Städtisches Krankenhaus Bogenhausen,
Englschalkinger Straße 77, 8000 München 81

M. Kist, Prof. Dr. med.
Institut für Medizinische Mikrobiologie und Hygiene,
Klinikum der Universität Freiburg,
Hermann-Herder-Straße 11, 7800 Freiburg

P. Malfertheiner, Priv.-Doz. Dr. med.
Abteilung Innere Medizin II, Universität Ulm,
Steinhövelstraße 9, 7900 Ulm/Donau

B. Przyklenk, Dr. med.
Max-von-Pettenkofer-Institut für Hygiene
und Medizinische Mikrobiologie der Universität,
Pettenkoferstraße 9a, 8000 München 2

H. E. Schaefer, Prof. Dr. med.
Pathologisches Institut, Universität Freiburg,
Albertstraße 19, 7800 Freiburg

S. Schweighardt
Max-von-Pettenkofer-Institut für Hygiene
und Medizinische Mikrobiologie der Universität,
Pettenkoferstraße 9a, 8000 München 2

M. Warrelmann, Dr. med.
Institut für Medizinische Mikrobiologie
und Infektionsimmunologie, FU Berlin,
Hindenburgdamm 27, 1000 Berlin 45

Campylobacter pylori – Morphologische und biochemische Charakteristika

G. Kasper, H. Blaufuß

Einleitung

Vor 1983 sind von mehreren Autoren in histologischen Präparaten der Magenschleimhaut von Menschen, Hunden und Katzen spiralige Bakterien beschrieben worden. Eine Zusammenfassung der Literatur dieser Befunde findet sich bei Kasper und Dickgiesser [6]. Warren und Marshall [8] konnten 1983 erstmals über eine erfolgreiche kulturelle Anzüchtung dieser spiraligen Bakterien aus Antrumbiopsien berichten. Sie nannten diese Bakterien wegen ihrer Ähnlichkeit mit Campylobacter Spezies und ihrer typischen Lokalisation „Campylobacter pyloridis". Heute sind sie umbenannt in Campylobacter pylori. In Europa berichteten als erste 1983/84 Kasper und Dickgiesser [5] über "Isolation of Campylobacter-like Bacteria from Gastric Epithelium". Seit Anfang 1985 wird in unserem Institut die mikrobiologische Diagnostik von C. pylori routinemäßig durchgeführt.

Die von Warren und Marshall aufgezeigte enge Beziehung von C. pylori zu Gastritis und gastroduodenalem Ulkus ist in der Zwischenzeit von vielen Untersuchern bestätigt worden (Literaturzusammenfassung bei Börsch und Mitarb. [3]). Bei optimaler Diagnostik findet man C. pylori in 90–100% der Fälle mit histologisch gesicherter Gastritis, bei Ulcus duodeni in 90–100% und bei Ulcus ventriculi in 50–70%.

Probenentnahmeort

C. pylori kolonisiert zwischen dem Oberflächenepithel des Magens und dem Magenschleim. In histologischen Präparaten findet man die Bakterien an der Oberfläche des Epithels, in Magengrübchen und an den Kittleisten des Epithels (Abb. 1). Bei der Oberflächengastritis finden sich die Keime mit großer Regelmäßigkeit im Antrum und seltener im Korpus. Der Keim vermehrt sich nur im neutralen Milieu und ist deshalb nicht aus Magensaft zu isolieren. In der normalen Schleimhaut des Duodenums sind keine Keime nachgewiesen worden. Bei genauer histologischer Diagnostik kann

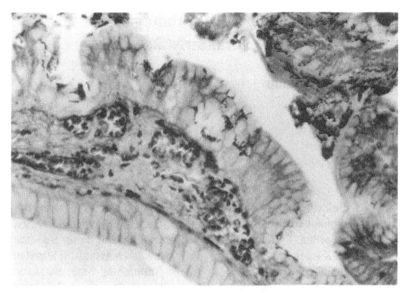

Abb. 1. *C. pylori* auf der Antrummucosa Silberimprägnierung nach Levaditi. (Foto: Dr. E. Keiditsch, Inst. für Pathologie, Städt. Krankenhaus München-Bogenhausen)

man aber in gastrischen Metaplasien *C. pylori* nachweisen. Aus intestinalen Metaplasien des Magens konnten ebenfalls keine *Campylobacter pylori*-Keime angezüchtet werden. Zum Nachweis von *C. pylori* wird von Marshall et al [7] die Entnahme von mehreren Biopsien von der großen Kurvatur des Magens in 5 cm Entfernung vom Pylorus empfohlen.

Probentransport

Die Biopsie für den „CLO-Test" zum Nachweis von Ureaseaktivität soll vom gastroskopierenden Arzt vor Ort in das Testmedium eingebracht werden und auch von diesem beurteilt werden. Die Biopsien für die Histologie sind in üblicher Weise zu verschicken. Von der australischen Arbeitsgruppe wird als Transportmedium für die Biopsie zur mikrobiologischen Untersuchung eine 20%ige Glukoselösung empfohlen, die bei 4°C gehalten werden soll. Die Biopsie soll innerhalb von 3 Std. im Labor angelegt werden. Bei uns hat sich als Transportmedium das kommerziell erhältliche anaerobe Transportmedium „Port a Cul" der Firma BBL sehr bewährt. Die Proben müssen noch am gleichen Tag ins Labor gebracht werden. Dort werden sie umgehend angelegt.

Mikroskopisches Direktpräparat

Mit einem sterilen Skalpell wird von einer Biopsie ein kleines Stück abge-
schnitten, auf einem Objektträger ohne NaCl-Lösung zerdrückt und über
die Oberfläche des Objektträgers gezogen. Nachdem der Ausstrich luftge-
trocknet ist, färbt man einige Sekunden mit konzentrierter Karbol-Fuchsin-
Lösung. Anschließend wird mit Wasser gespült und getrocknet. Ebenso
eignen sich auch andere Färbemethoden zur Darstellung von Bakterien wie
z.B. die Gram-Färbung. Das Präparat wird mit 1000-facher Vergrößerung
(Ölimmersion) systematisch wie ein Tb-Präparat gemustert. *C. pylori*
erscheint als gebogenes oder spiraliges Bakterium, teilweise mit 2 bis 3
Windungen oder U-förmig, ist plump und besitzt abgerundete Enden. Es

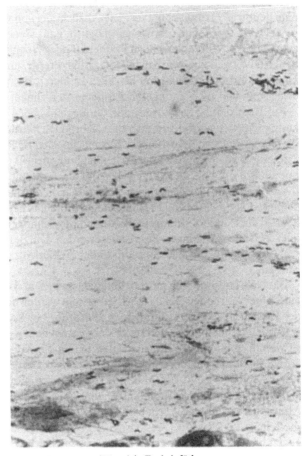

Abb. 2. Mikroskopisches Direktpräparat (Biopsie). Fuchsinfärbung

kommt im ebenfalls rot gefärbten Schleim einzeln oder in Form von Nestern, fischzugartig bis massenhaft vor (Abb. 2). Bei geübter Praxis erlaubt das mikroskopische Direktpräparat eine schnellere Diagnose als der CLO-Test auf Ureaseaktivität.

Die Kultur

Für die Anzüchtung von *C. pylori* sind nährstoffreiche Nährböden mit Blutzusatz nötig. Nach unseren Erfahrungen ist für diesen Zweck Blutagar Basis Nr. 2 (Oxoid) oder Wilkins Chalgren Anaerobier Agar (Oxoid) jeweils mit einem Zusatz von 10% menschlichem Erythrozytenkonzentrat hervorragend geeignet. Auf diesen Nährböden rufen *C. pylori*-Kolonien eine deutliche Hämolyse hervor. Die Anzüchtung von *C. pylori* ist alternativ auch auf frischem Kochblutagar möglich. Falls keine humanen Erythrozyten erhältlich sind, kann auch Pferdeblut oder Hammelblut benutzt werden. Bei Verwendung von Kochblutagar oder Pferde- und Hammelblut statt humanen Erythrozyten ist mit merklich kleineren Kolonien, langsamerem Wachstum und einer geringeren Ausbeute zu rechnen.

Zur Reduzierung des Wachstums von Begleitkeimen kann das Antibiotikasupplement nach Skirrow dem Basisnährboden hinzugefügt werden. Dieses enthält je Liter Agar 10 mg Vancomycin, 2500 IE Polymyxin und 5 mg Trimethoprim. Weitere Zusätze wie Amphotericin-B oder Vitaminpräparate sind überflüssig. Der interessierte Bakteriologe sollte neben dem Selektivagar auch eine Platte mit dem gleichen Agar ohne Antibiotikasupplement beimpfen, um sich ein Bild von der Begleitflora machen zu können. Selten können auch andere pathogene Bakterien wie Salmonellen, Aeromonaden oder Yersinien aus Magen-PE's isoliert werden. Die Begleitflora läßt Rückschlüsse auf eine etwaige Anazidität oder Achlorhydrie des Patientenmagens zu.

Die Nährbodenplatten müssen optimal feucht sein. Dieses erreicht man, indem die Nährböden täglich frisch hergestellt werden oder durch Lagerung der Platten in sauberen, luftdichten Behältern bei Raumtemperatur. Da gekaufte Platten in der Regel nicht mehr diesen hohen Feuchtigkeitsgehalt aufweisen, mißlingt auf diesen Platten häufig die Kultur. Die Bebrütung erfolgt im Anaerobentopf mikroaerob in einem Gasgemisch von 5% O_2, 10% CO_2 und 85% N_2. Zur Abtötung von Schimmelpilzen desinfizieren wir die Anaerobentöpfe 10 min. im Dampftopf. Außer der mikroaeroben Atmosphäre muß eine Luftfeuchtigkeit von 98% im Anaerobentopf gesichert sein. Bei 36–37°C beträgt die Brutzeit mindestens 3 Tage. Nach 3 Tagen bilden 90% der Stämme Kolonien zwischen 1–5 mm Durchmesser. Die Kolonien sind rund, glatt begrenzt, flach, transparent und glänzend

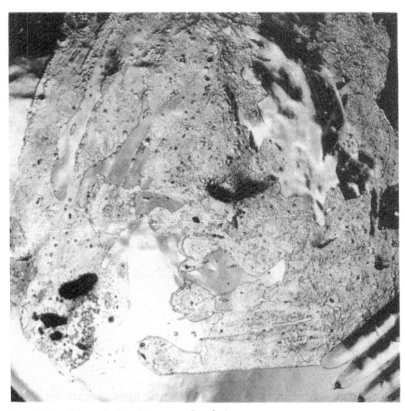

Abb. 3. Konfluierendes Wachstum von *C. pylori*

(Abb. 3 und 4). Sterile Kulturen sollten einer verlängerten Brutzeit von mindestens 7 Tagen unterliegen, da einzelne Isolate erst nach 4 bis 6 Tagen sichtbare Kolonien bilden.

Das Ergebnis des kulturellen Nachweises kann wegen der hohen Empfindlichkeit der Keime durch eine ganze Reihe von Faktoren negativ beeinflußt werden. So können die Keime wegen Verzögerungen oder sonstigen Einflüssen im Transportmedium absterben. Der Instrumentierkanal des Endoskops oder die Biopsiezange können Reste von Desinfektionsmitteln enthalten oder der Magen enthält verschlucktes Lokalanaesthetikum oder Reste einer H_2-Blocker Tablette. Desgleichen kann der Patient eine antibiotische Medikation erhalten haben, die zu einem falsch negativen Resultat führt.

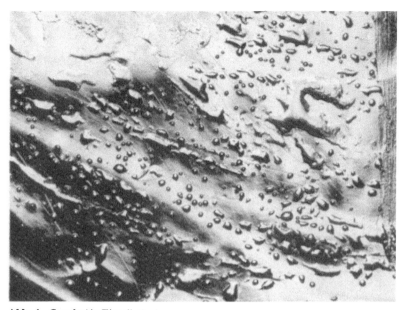

Abb. 4. *C. pylori* in Einzelkolonien

Identifizierung

Eine relativ sichere Identifizierung von *C. pylori* ist schon auf den ersten
Blick aufgrund der Kolonienmorphologie und der mikroskopischen Form
möglich (Abb. 5). Schnellteste zum Nachweis von Katalase, Oxidase und
Ureaseaktivität sichern die Diagnose ab (Tabelle 1). Zur endgültigen Identifizierung können noch weitere biochemische Leistungen wie alkalische

Tabelle 1. Identifizierungsmerkmale von *C. pylori*

Gram-Präparat	Gram-negative gebogene Stäbchen
Oxidase	+
Katalase	+
Urease	+
Alkalische Phosphatase	+
Nitratreduktase	−
Hippurathydrolyse	−
Nalidixinsäure	resistent
Cephalotin	empfindlich
Wachstum bei 42°C	±
Wachstum bei 37°C	+
Wachstum bei 25°C	−

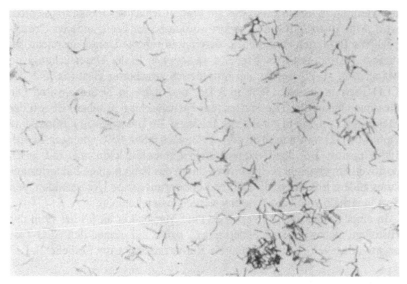

Abb. 5. Mikroskopisches Präparat von einer *C. pylori* Reinkultur. Gram-Färbung

Phosphotase, Hippurathydrolyse und Nitratreduktion getestet werden. Die Abgrenzung gegenüber anderen Campylobacter Spezies wie *Campylobacter sputorum,* atypische Nitrat-negative *C. jejuni* oder typische *C. jejuni,* die selten auch aus Magenbiopsien isoliert werden können, ist mit den hier aufgezählten Testen insbesondere der Hippurathydrolyse und Nitratreduktion möglich. Einen gewissen differentialdiagnostischen Nutzen hat auch ein Empfindlichkeitstest gegen Nalidixinsäure, Cephalotin, Penicillin G und Rifampicin.

Urease-Schnelltest

C. pylori besitzt eine kräftig präformierte Urease, die zu einem Schnelltest verwendet werden kann. Hierzu eignet sich der kommerziell erhältliche CLO-Test (CLO-Test, Delta West Limited Perth Western Australia) oder z. B. ein von Börsch und Opferkuch [2] empfohlenes, selbsthergestelltes, harnstoffhaltiges Nährmedium. Der „CLO-Test" besteht aus einem Agar, welcher außer Harnstoff und einem pH-abhängigen Farbindikator ein Bakteriostatikum enthält, das die Vermehrung anderer Ureasebildner verhindert. Die präformierte Urease der in der Biopsie enthaltenen Quantität von *C. pylori* ist in der Regel ausreichend, um durch die Bildung von Ammoniak das Medium zu alkalisieren, was am Farbumschlag des Indikators sichtbar wird. Mit Ausnahme von *C. pylori* wurden bisher keine anderen Urease-positiven Bakterien beschrieben, deren präformierte Urease ausreicht, bei diesem Test ein positives Ergebnis zu erzielen. In der Untersuchung von Marshall et al. [7] werden bei histologisch gesicherter Gastritis 75% der CLO-Teste in 20 min., 92% in 3 Std. und 100% in 24 Std. positiv. Die Geschwindigkeit des Ureastestes (am Farbumschlag zu sehen) ist von der Menge des *C. pylori* in der Biopsie abhängig. Im Ureasetest von Börsch und Opferkuch [2] waren nach 20 min. 29%, nach 3 Std. 65% und nach 24 Std. 100% positiv. Bei dem letztgenannten Ureasetest kann man mit falsch positiven Ergebnissen rechnen, weil durch das Fehlen eines Bakteriostatikums andere Bakterien, die in ihrer Vermehrungsphase Urease bilden, den Test innerhalb von 24 Std. positiv werden lassen können.

In einer Studie mit 141 Patienten fand Marshall et al. [7] bei 79 in der Histologie nachweisbaren Fällen mit *C. pylori* nur einmal den CLO-Test negativ, dagegen war aber 7 mal die Kultur falsch negativ (Tabelle 2).

Tabelle 2. Vergleich von CLO-Test, Kultur, Histologie und Gastritis als Indikatoren der *C. pylori* Infektion (ACG = Aktive chronische Gastritis). Marshall et al. 1987 [7]

	CLO-Test			Kultur	Histo-logie	Histologie	
	20 min.	3 Std.	24 Std.			ACG	Andere
C. p. + (79)	59	73	78	72	79	76	3
C. p. − (62)	62	62	62	62	61	2	60
Falsch negativ	20	6	1	7			
Falsch positiv					1		

Die australische Arbeitsgruppe empfiehlt ihren Patienten am Abend vor der Endoskopie ein Glas Milch zu trinken, in der Annahme, daß einmal ein weißer Rand am Ulkuskrater sichtbar wird, zum anderen glauben sie auch, daß durch den Harnstoff in der Milch der Ureasegehalt in der Schleimhaut am nächsten Tag vermehrt ist. Dies könnte mit ein Grund sein für die hohe Nachweisquote von *C. pylori* im CLO-Test in Australien.

Antibiotikaaktivität

Zur Resistenzbestimmung ist die Methode der Agardilution die geeignetste. Wir verwenden dafür den für die Primärisolierung beschriebenen Nährbo-

Tabelle 3. Antibakterielle Aktivität von 5 Antibiotika gegen Campylobacter pylori

	0,03	0,06	0,12	0,25	0,5	1	2	4	64
	Kumulativer Prozentsatz gehemmter Stämme (mg/l)								
Ofloxacin n = 58			3		46	95	100		
Ciprofloxacin n = 36			5	42	97	97	100		
Ampicillin n = 42	40	78	98	100					
Doxycyclin n = 41		2	29	63	100				
Metronidazol n = 36					28	58	83	92	100

den und beimpfen ihn mit 2 Tage alten Subkulturen. Nach unseren Erfahrungen ist auch Müller-Hinton Agar oder Iso-Sensitest-Agar mit einem Zusatz von 7–10% humanem Erythrozytenkonzentrat geeignet. C. pylori ist gegen Antibiotika sehr empfindlich und eine Reihe von Antibiotika zeigen eine hohe In-vitro-Aktivität (Tabelle 3). Wismutsalze haben als Lokaltherapeutika eine gute antibakterielle Aktivität gegen C. pylori. In vivo haben sich jedoch nur wenige Antibiotika bewährt, wobei keine Substanz, auch keine Kombination, bekannt ist, die zu einer 100%igen Eliminierung der C. pylori Infektion geeignet wäre. So zeigten erste Therapiestudien, daß Tetracycline und Cephalosporine trotz hoher In-vitro-Aktivität in vivo unwirksam sind. Von den Antibiotika scheint das Amoxicillin in der Therapie sich am besten zu bewähren. Gyrasehemmer haben In vitro eine gute Aktivität. Hirscherl und Mitarbeiter [4] berichteten aber, daß nach 4wöchiger Therapie mit Ciprofloxacin noch bei allen ihren 13 Patienten C. pylori nachweisbar war. Wir haben in einer Studie mit Ofloxacin in Kombination mit H$_2$-Blockern am Ende der Therapie einige Ofloxacin resistente Campylobacter pylori-Stämme isolieren können [1] (Tabelle 4).

Tabelle 4. Antibakterielle Aktivität von Ofloxacin und Ciprofloxacin gegen 50 Stämme von Campylobacter pylori. Eingeschlossen sind auch Stämme, die isoliert sind nach Therapie mit Ofloxacin

	0,25	0,5	1	2	4	8	16	32	64
	Kumulativer Prozentsatz gehemmter Stämme (mg/l)								
Ofloxacin		58	84	84	86	88	96	98	100
Ciprofloxacin	40	80	84	84	86	88	96	98	100

Schlußbetrachtung

Bei Therapiestudien empfehlen wir neben dem Nachweis von *C. pylori* im CLO-Test und der histologischen Gastritis-Diagnostik einschließlich des histologischen Keimnachweises die kulturelle Anzüchtung von *C. pylori*, um die Empfindlichkeit vor Therapie und eine evtl. Resistenzzunahme unter oder nach Therapie aufzeigen zu können. Für den unkomplizierten Fall der Routinediagnostik glauben wir empfehlen zu können, daß der Nachweis von *C. pylori* im CLO-Test und der histologische Keimnachweis neben der histologischen Gastritis-Diagnostik ausreicht und daß auf die kulturelle Anzüchtung von *C. pylori* verzichtet werden kann.

Literatur

1. Bayerdörffer E, Kasper G, Pirlet T, Ottenjahn R (1987) Ofloxacin in der Therapie Campylobacter-pylori-positiver Ulcera duodeni. DMW 37: 1407–1411
2. Börsch G, Opferkuch W (1987) Schnelltest für Campylobacter pylori. DMW 19: 780
3. Börsch G, Wegener M, Schmidt G (1987) Bedeutung Campylobacter-ähnlicher Bakterien (CLO) für Erkrankungen des Magens und des Duodenums. Med Klin 82: 367–372
4. Hirschl AM, Stanek G, Rotter M, Hentschel E, Schütze K (1987) Ulcus duodeni und Antibiotika-Therapie. DMW 19: 781
5. Kasper G, Dickgießer N (1984) Isolation of campylobacter-like bacteria from gastric epithelium. Infection 12: 179–180
6. Kasper G, Dickgießer N (1986) Klinische Bedeutung, Epidemiologie und Laboratoriumsdiagnostik von Campylobacter pyloridis. Immun u Infekt 2: 58–62
7. Marshall BJ, Warren JR, Francis GJ, Langton SR, Goodwin CS, Blincow ED (1987) Rapid ureasetest in the management of Campylobacter pyloridis-associated gastritis. Amer J Gastroent 82: 200–211
8. Warren JR, Marshall BJ (1983) Unidentified curved bacilli on gastric epithelium in active chronic gastritis. Lancet I: 1273–1275

Diskussion

Frage:

Erläutern Sie bitte die Resistenz gegenüber den Gyrasehemmern. Haben Sie Gewebespiegel von Antibiotika am Infektionsort bestimmt?

Dr. Blaufuß:

Das sind natürlich viele Fragen. In dem ersten Dia habe ich gezeigt, daß 100% der Stämme bei 2 mg/l gehemmt wurden. Es waren 50 Stämme, die wir untersucht haben. Nach der Therapie fanden wir 8 Stämme, die eine Empfindlichkeit höher als 2 hatten. Diese Stämme kann man vielleicht noch nicht als resistent bezeichnen, aber die Resistenz ist angestiegen, wie das bei Gyrasehemmern unter Therapie häufig zu finden ist. Wie der pharmakologische Spiegel am Infektionsort ist, ist uns leider unbekannt. Insofern ist es schon ein bißchen gewagt zu sagen, Gyrasehemmer sind In vivo wirkungslos, aber man muß hier sicherlich mehr auf die klinischen Studien bauen, als auf die Mikrobiologie und Pharmakologie.

Dr. Börsch:

Es waren Unterschiede in der Geschwindigkeit des Umschlags im Ureaseschnelltest. Der Hauptunterschied ist aber wohl, daß Herr Marshall den Schnelltest in seine Hosentasche steckt und bei 37 Grad hält. Einen anderen Punkt, den ich kurz ansprechen wollte, unsere Erfahrungen mit der Kultur, bestätigen genau das, was Sie sagen, auch die Wichtigkeit der Einzelkolonien. Anfänglich konnte man 40 Prozent des Ureasetests durch Kulturen bestätigen, das war die erste Phase, die zweite Phase lag bei 90 Prozent, mittlerweile, seit dem von Einzelkulturen abhängigen Wert ist es so, daß die Kultur schon den Urease-Test in Bochum schlägt.

Dr. Blaufuß:

Aber trotzdem möchte ich nach wie vor aufrecht erhalten, daß mindestens 10% der Kulturen falsch-negativ sind. Nicht aus Gründen, die den Mikrobiologen unbedingt angehen, außer seine trockenen Platten. Man wird kein 100-prozentiges Übereinkommen finden zwischen Histologie, CLO-Test und Kultur.

Prof. Stolte:

Sie sagten fleckförmige Besiedlung von *C. p.*, wissen Sie schon etwas über den bevorzugten Ort der Besiedlung?

Dr. Blaufuß:

Wir sind gerade im Rahmen einer Studie dabei, bis zu 10 Biopsien zu entnehmen, um eine evtl. fleckförmige Besiedlung zu überprüfen. Im Antrum ist der *C. pylori* häufiger nachzuweisen als im Fundus.

Prof. Ottenjann:

Vielleicht diesen Hinweis noch, daß man die Zone 2 Zentimeter vor dem Pylorus bei der Biopsie vermeiden sollte, weil dort sehr häufig eine physiologische intestinale Metaplasie vorhanden ist. Es gibt Arbeiten, auch noch aus der letzten Zeit, die betont haben, daß sie innerhalb der Zone von 2 Zentimetern biopsiert haben, um den Erreger zu finden. Das ist sicher etwas, was man von vorneherein vermeiden sollte. Wenn man noch zusätzlich hört, daß der Erreger fleckförmig verteilt ist, und weiß, daß die Gastritis in mehr als 20 Prozent fleckförmig verteilt ist, dann muß man sich eigentlich fragen, wieviele Partikel muß ich nun tatsächlich entnehmen, um die Situation klar zu erkennen, um also tatsächlich eine Besiedlung aufzuzeigen, die vorhanden ist. Ich bin gespannt, was die Untersuchungen ergeben mit den multiplen Biopsien aus dem Antrum.

Frage:

Sie geben Hinweise, daß die Schleimkonzentration oder die Konzentration der H-Ionen einen Einfluß hat auf die Nachweisbarkeit des Campylobacters hat?

Dr. Blaufuß:

Der *Campylobacter pylori* vermehrt sich nur im neutralen Bereich, also bei einem pH-Wert um 7. Im Magensaft selber findet man keine *C. pylori*. Der *C. pylori* wächst nur zwischen Oberflächenepithel und Schleim. Das heißt, er ist sehr säureempfindlich. Bei saurem pH-Wert wächst er nicht. Durch die Ureaseaktivität bildet er ein alkalisches Milieu um sich, so daß er, wenn Säure an ihn herankommt, überleben kann.

Frage:

Man geht doch davon aus, daß die Genese des Ulcus duodeni vom Verhältnis der aggressiven Faktoren zu den defensiven Faktoren abhängt. Hat die Menge der Schleimproduktion einen Einfluß? Das Bakterium muß sich ja durch den Schleim hindurchwühlen und Sie haben ja an der Oberfläche eine pH-Konzentration, die liegt erheblich unter 7.

Dr. Blaufuß:

Der Infektionsweg ist noch nicht bekannt. Der *C. pylori* muß wahrscheinlich oral aufgenommen werden und in einer Phase, wo keine oder wenig Säure im Magen ist, kann er an seinen Infektionsort gelangen. Im Duodenum gibt es gastrische Metaplasien und wenn man diese histologisch genau untersucht, findet man auch im Duodenum *Campylobacter pylori*. Das kann man mit der Kultur nicht nachweisen, sondern nur in histologischen Schnitten. Es ist vorstellbar, daß dann gemeinsam mit einem erhöhten Säuregehalt ein Ulkus sich ausbilden kann.

Ultrastrukturelle Aspekte in der *Campylobacter pylori* – assoziierten Pathogenese von chronischer Gastritis und peptischem Ulkus

P. Malfertheiner, G. Bode

Einleitung

Die häufige Assoziation zwischen *Campylobacter pylori* und chronischer Typ B – Gastritis [7, 15, 17, 19 21, 25] hat ein seit langem bestehendes Dogma, die Sterilität des Magens unter normalen Säurebedingungen, umgestoßen. Als Folge dieser Erkenntnis wurde das bis zu diesem Zeitpunkt als histologisches Phänomen betrachtete Bild der chronischen Gastritis unter eine völlig neue Lupe genommen. Die chronische Gastritis erscheint jetzt als Infektionsfolge in der Mehrzahl der Fälle. Die Bedeutung des Gallerefluxes wird noch weiter zurückgedrängt und die Vorstellung der Gastritis als physiologischer Alterungsprozeß unglaubwürdig. Innerhalb weniger Jahre, wenn man die Erstbeschreibung von Warren und Marshall [25] im Jahre 1983 als Start für die Forschung auf diesem neuen Gebiet betrachtet, konnte eine Reihe von Fakten erstellt und gesammelt werden, die dem *Campylobacter pylori* die eindeutige Rolle eines Pathogens für die Magenschleimhaut zuweisen [6, 9, 12]. Weniger ausgereift ist bislang der Bezug von *Campylobacter pylori* zum peptischen Ulkus.

Chronische Typ B-Gastritis

Als erstes Glied in der Beweisführung für die pathogene Rolle des *Campylobacter pylori* bei chronischer Typ B Gastritis ist die statistisch gesicherte Assoziation zwischen diesem Keim und dem Krankheitsbild [7, 15, 17, 19, 21, 25]. Allein betrachtet könnte dieser Umstand zunächst für eine opportunistische Bedeutung des *Campylobacter pylori* sprechen. Die Tatsache, daß das Vorkommen von *Campylobacter pylori* bei histologisch gesunder Schleimhaut selten ist, steht dagegen [1, 26]. In einer Untersuchung an Kindern und Jugendlichen wurde *Campylobacter pylori* in keinem Fall bei chronischer Gastritis nachgewiesen, wenn diese sekundär auf andere Ursachen zurückgeführt werden konnte [4]. Dies unterstreicht den Eindruck, daß die Assoziation zwischen *Campylobacter pylori* und chronischer Typ B-

Gastritis als eine kausale Verbindung anzusehen ist. Noch stärker wird die positive Beweislast für den *Campylobacter pylori* als pathogenes Agens, wenn die Korrelation zwischen Ausmaß der entzündlich zellulären Infiltration der Magenschleimhaut und dem Ausmaß der *Campylobacter pylori*-Besiedlung berücksichtigt wird [1, 6, 7]. Dieser Befund wird durch die Tatsache weiter ausgebaut, daß durch therapeutische Keimelimination eine Reversibilität des histologischen Befundes (Rückbildung der entzündlichen, neutrophilen Zellinfiltrate) an der Schleimhaut gefunden wird [11, 14, 16].

Für die skeptischen Beobachter der gegenwärtigen Entwicklung um die Besiedlung des *Campylobacter pylori* ist die Erfüllung des Kochschen Postulates im Rahmen von bislang zwei veröffentlichten Selbstversuchen [13, 18] ein entscheidendes Indiz, das jedoch einer Bestätigung in größerem Umfang bedarf. Übertragungsmodelle der chronischen Gastritis durch *Campylobacter pylori* auf Tiere werden vermehrt eingesetzt und unterstützen die Beweisführung für die pathogene Bedeutung des Keims.

Durch das Studium der pathogenen Eigenschaften des Keims, die an der Magenschleimhaut zum Tragen kommen, lassen sich weitere Informationen über seine Rolle als Auslöser der chronischen Gastritis gewinnen. Nach wie vor ist die Quelle unbekannt, aus der der *Campylobacter pylori* in den Magen gelangt, doch ist es denkbar, daß er mit der Nahrung eingeschleust wird. Wie aus den Selbstversuchen gelernt wird, bevorzugt der Keim bei seinem Kontakt mit dem Magenmilieu einen angehobenen pH-Wert, da er keineswegs säurestabil ist. Darüber hinaus verfügt der *Campylobacter pylori* über Eigenschaften, die ihm ein rasches Entweichen aus dem Säuremilieu ermöglichen. Die Fähigkeit der Säure zu widerstehen wird zum Teil durch die reiche Ausstattung an Ureaseaktivität gewährt, die ihm erlaubt, eine Schutzhülle puffernder Ammoniumionen zu bilden. Durch die spiralförmige Struktur und Ausstattung mit 4–6 unipolaren Geißeln ist dem Keim eine hervorragende Mobilität zu eigen (Abb. 1), die ihm ermöglicht, das Glykoproteinschichtgitter des Mukus zu durchdringen und den günstigen pH Gradienten der Schleimschicht (Abb. 2) zu nutzen [2, 5]. Dieser rein mechanische Vorgang wird durch die Ausstattung des Keims mit Proteasen und der Fähigkeit zur enzymatischen Schleimauflösung [23] günstig ergänzt. Das weitere Vordringen des Keims nach Durchtritt durch die Mukusschicht wird in ultrastrukturellen Untersuchungen deutlich aufgezeigt. Der *Campylobacter pylori* zeigt eine besondere Predilektion für die schleimsezernierenden Zellen des Antrums mit deren apikaler Zellmembran er einen engen, verschmelzungsähnlichen Kontakt eingeht [2]. Diese Annäherung findet bevorzugt in der Nachbarschaft der "tight junctions" statt, da in dieser Region die Mikrovilli kurz sind und deshalb ein enger Membrankontakt leicht möglich ist (Abb. 3). Die verschiedenen Faktoren, die zur Adhä-

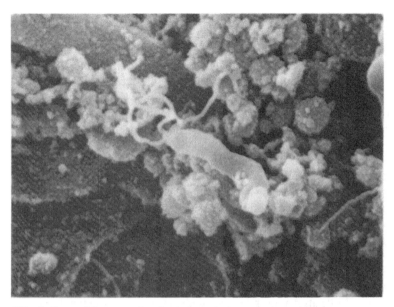

Abb. 1. Rasterelektronenmikroskopische Aufnahme von *Campylobacter pylori:* deutlich sichtbar die unipolar entsprungenen Geißeln Voraussetzung für die exzellente Mobilität des Keims

sion zwischen *Campylobacter pylori* und den Oberflächenepithelzellen des Antrums führen, sind nicht charakterisiert. Wahrscheinlich handelt es sich zunächst um unspezifische Interaktionen zwischen den beiden Zellmembranen, die letztlich den Übergang zu einem spezifischen (rezeptorgebundenen?) Adhäsionsprozeß einleiten. In vorangegangenen Untersuchungen konnten wir zeigen, daß bei dem Vorgang des *Campylobacter pylori*-Befalls der Oberflächenepithelien die betroffenen Zellen den neutralen, vorwiegend fukosehaltigen Anteil der Schleimgranula durch saure sialsäurehaltige Glykoproteine ersetzen [2]. Dieses Phänomen könnte als Ausdruck einer Schwächung der Mukosabarriere betrachtet werden. Als sicheres Zeichen der direkten Schädigung wird eine Penetration des Keims in die Interzellulärräume gefunden (Abb. 4). Hier kommt es zu einer Auseinandersetzung zwischen *Campylobacter pylori* und dem Wirtsorganismus, was sich in der lokalen und systemischen Immunreaktion wiederspiegelt [20]. Zu den lokalen Abwehrmechanismen sind die Phagozytose des Keims durch neutrophile und eosinophile Leukozyten zu zählen [2].

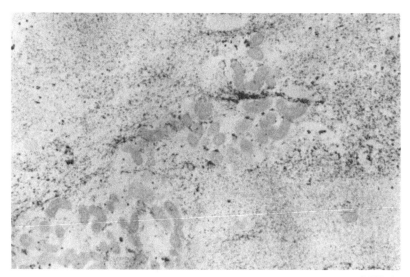

Abb. 2. *Campylobacter pylori* bringt sich im Magenschleim vor der Säure (HCl) in Sicherheit

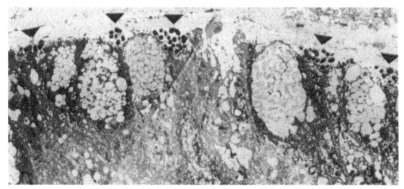

Abb. 3. Ansiedlung von *Campylobacter pylori* an die schleimsezernierenden Oberflächenepithelzellen des Antrums. Aus G. Bode et al.: Scand J Gastroenterol 1988, 23 (Suppl. 142), 25–39

Campylobacter pylori beim peptischen Magen- und Duodenalulkus

Die Entdeckung des *Campylobacter pylori* und seiner pathogenen Rolle in der Magenschleimhaut hat die klassische Vorstellung, daß das Ulkus durch

17

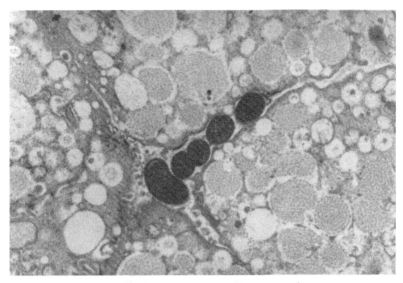

Abb. 4. *Campylobacter pylori* dringt in die Zellzwischenräume ein

das ungünstige Gleichgewicht zwischen aggressiven und protektiven Faktoren der Mukosa entsteht, nicht geändert. Allerdings ist mit *Campylobacter pylori* ein neuer Faktor identifiziert worden, der ein wichtiges Glied in der pathogenetischen Kette der Ulkusentstehung darstellen kann. Als Folge der Keimbesiedlung ist eine Schwächung der Mukosabarriere zu postulieren, die anschließend für den aggressiven Hauptfaktor, die Salzsäure, eine ungeschützte Angriffsfläche bietet. Die schrittweise Entwicklung einer aktiven Gastritis bis zur Ulkusentstehung im Magen ist vorstellbar, bislang jedoch nicht durch experimentelle oder klinische Studien belegt. Es ist naheliegend, daß neben der Campylobacter-induzierten, chronischen aktiven Gastritis ein weiterer Faktor hinzukommt, der eine potenzierende pathogene Wirkung auf die Schleimhaut ausübt. Der *Campylobacter pylori* als alleinige Ursache für die Entstehung des Magengeschwürs ist deshalb nicht möglich, weil die Inzidenz der chronischen, *Campylobacter pylori* positiven Gastritis um ein Vielfaches höher ist als die des Ulcus ventriculi. Das bei Ulcus ventriculi in vielen Studien weniger häufig beobachtete Vorkommen von *Campylobacter pylori* hat zu Unsicherheiten im Konzept um die Bedeutung dieses Faktors für die Pathogenese des Magenulkus geführt. Dieser Umstand kann möglicherweise darauf zurückzuführen sein, daß Biopsien aus dem Ulkusrandbereich entnommen wurden, wo der Keim seltener angetroffen wird, weil dort keine günstigen Voraussetzungen mehr für die

Keimbesiedlung bestehen. In Untersuchungen von Rauws und Mitarb. [21] sowie in eigenen [24] liegt der Nachweis von *Campylobacter pylori* bei Ulcus ventriculi bei über 90%. Im übrigen ist auch bekannt, daß im Bereich intestinaler Metaplasie der Keim nicht nachweisbar ist, jedoch in nicht metaplastischen Arealen der angrenzenden Schleimhaut mit der üblichen Häufigkeit angetroffen wird.

Die Voraussetzungen, den Keim als pathogenetisches Glied in der Entstehung des Duodenalulkus zu führen, liegen nicht offen da und bedürfen einer komplexeren Betrachtungsweise. Seit den ersten klinischen Mitteilungen über die Besiedlung der Antrumschleimhaut von *Campylobacter pylori* bei verschiedenen Formen der Gastritis wurde die Besiedlung der Antrumschleimhaut bei Ulcera duodeni am häufigsten angetroffen. Dieser Befund ergänzte eine lang bekannte Tatsache, daß das Ulcus duodeni in der Regel mit einer chronischen Antrumgastritis assoziiert ist. Die Frage stellt sich an dieser Stelle, wie der Keim seinen Prädilektionsort, das Oberflächenepithel des Antrums, verläßt und auf die Duodenalschleimhaut übergehen kann (schematische Darstellung in Abb. 5). Voraussetzung für die Besiedlung des Duodenums durch den *Campylobacter pylori* ist das Auftreten einer metaplastischen Zelle vom Antrum-Typ im Duodenum (Abb. 6). Der ausschließliche Befall dieses Zelltyps im Duodenum ist in der Literatur ausreichend dokumentiert [10, 27]. Nach gegenwärtiger Kenntnis kann diese Metaplasie im Duodenum durch vermehrte Säureexposition induziert werden, wie im Falle des Zollinger-Ellison-Syndroms [8], und wie es auch in Tierexperimenten gezeigt wurde [22]. Die metaplastische Zelle ist zum einen durch den hohen Gehalt an PAS-positiven Granula charakterisiert

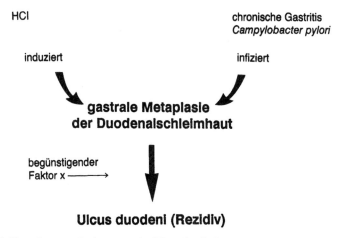

Abb. 5. Hypothese zur Pathogenese des Ulcus duodeni

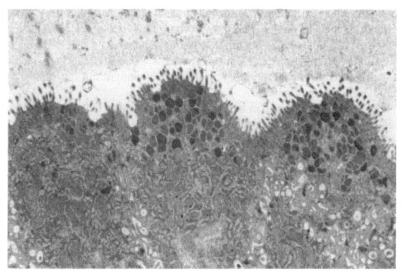

Abb. 6. Die metaplastische Zelle vom Antrumtyp im Duodenum

und weist ultrastrukturelle Charakteristiken auf, die mit denen der schleimsezernierenden Antrumzelle nahezu deckungsgleich sind (Abb. 6). Bei
Vorliegen metaplastischer Zellen im Duodenum ist die Voraussetzung
geschaffen, die eine Besiedlung des Duodenalepithels (möglicherweise aus
dem Antrum) ermöglicht. In einer Untersuchung von Wyatt und Mitarbei-
tern [27] konnte gezeigt werden, daß die metaplastischen Zellen vom
Antrum-Typ im Duodenum nahezu konstant von *Campylobacter pylori*
besiedelt werden. In einer Untersuchung zur ultrastrukturellen Charakterisierung des Abheilungsgrades des Ulcus duodeni fanden wir konstant die
metaplastische Zelle am Ulkusrand während der floriden Phase. Diese
Metaplasie bestand auch nach Abheilung des Ulcus duodeni fort. *Campylobacter pylori* konnten wir elektronenmikroskopisch bei 43% der Patienten
in unmittelbarer Beziehung zur metaplastischen Zelle nachweisen [10].
Ähnlich wie für das Antrum beschrieben, kommt es auch hier durch die
Adhäsion des Keims mit der befallenen Zelle zu einer Beeinflussung des
Glykoproteinmusters mit Abnahme der neutralen Glykoproteinkomponen-
ten [2]. Neben dem Eindringen in die Interzellulärräume und der Induktion
von Phagozytosevorgängen konnten wir bislang ausschließlich im Bereich
der Duodenalregion auch eine intrazelluläre Lokalisation des *Campylobacter pylori* nachweisen [2, 10].

Die bislang zur Verfügung stehenden Fakten in der Beziehung zwischen *Campylobacter pylori* und Duodenalulkus erlauben folgende Hypothesen: in der Primärpathogenese ist die Umwandlung der duodenalen Enterozyten in einen schleimsezernierenden metaplastischen Zelltyp, mit großer Wahrscheinlichkeit durch vermehrten Säurebefall bedingt, Voraussetzung für den *Campylobacter pylori*-Befall. Es ist gut vorstellbar, daß durch das gemeinsame Einwirken der Übersäuerung einerseits und der Mukosaresistenzschwächung durch den Keim andererseits, das Ulkus entsteht. Häufig wird ein weiterer begünstigender Faktor (z. B. genetische Prädisposition) dabei mit im Spiel sein. Zum gegenwärtigen Zeitpunkt ist denkbar, daß nach Abheilung des Ulcus duodeni fortbestehende metaplastische Zellen aus einer nicht sanierten Antrumgastritis mit *Campylobacter pylori* infiziert werden. Die daraus resultierende Besiedlung der Duodenalschleimhaut begünstigt das Rezidiv des Ulcus duodeni. Letzteres wird durch Therapiestudien erhärtet, die die Rezidivhäufigkeit des Ulcus duodeni in Abhängigkeit vom *Campylobacter pylori*-Befall sehen [3].

Literatur

1. Balser MJ (1987) Gastric Campylobacter – like organisms, gastritis, and peptic ulcer disease. Gastroenterology 93: 371–383
2. Bode G, Malfertheiner P, Ditschuneit H (1988) Pathogenetic implications of ultrastructural findings in Campylobacter pylori related gastroduodenal disease. Scand J Gastroenterol 23 (Suppl 142): 25–39
3. Coughlan G, Giligan D, Humphries H et al. (1987) Campylobacter pyloridis and relapse of duodenal ulcers (abstr). Gastroenterology 92: 1355
4. Drumm B, Sherman P, Cutz E, Karmali M (1987) Association of Campylobacter pylori on the gastric mucosa with antral gastritis in children. N Engl J Med 316: 1557–1561
5. Goodwin CS, Armstrong JA, Marshall BJ (1986) Campylobacter pyloridis, gastritis and peptic ulceration. J Clin Pathol 39: 353–365
6. Graham DY, Fac G, Klein PD (1987) Campylobacter pyloridis gastritis: the past, the present, and speculations about the future. Am J Gastroenterol 82/4: 283–286
7. Hazell SL, Borody TJ, Gal A, Lee A (1987) Campylobacter pyloridis gastritis I: detection of urease as a marker of bacterial colonizatin and gastritis. Am J Gastroenterol 82/4: 292–296
8. James AG (1964) Gastric epithelium in the duodenum. Gut 5: 285–294
9. Malfertheiner P (1987) Campylobacter pylori bei Gastritis: Ursache oder Folge? Dtsch Med Wschr 44: 1722–1723
10. Malfertheiner P, Bode G, Vanek E, Stanescu A, Lutz E, Blessing J, Ditschuneit H (1987) Campylobacter pylori – besteht ein Zusammenhang mit der peptischen Ulkuskrankheit? Dtsch Med Wschr 112: 493–497
11. Malfertheiner P, Stanescu A, Baczako K, Bode G, Ditschuneit H (1988) Chronic erosive gastritis – a therapeutic approach with bismuth. Scand J Gastroenterol 23 (Suppl 142): 87–92

12. Marshall BJ (1987) Campylobacter pyloridis and gastritis. J Infect Dis 153: 670
13. Marshall BJ, Armstrong JA, McGechie DB, Glancy RJ (1985) Attempt to fulfil Koch's postulates for pyloric campylobacter. Vol 142: 436–439
14. Marshall BJ, Armstrong JA, Francis GJ, Nokes NT, Wee SH (1987) Antibacterial action of bismuth in relation to campylobacter pyloridis colonization and gastritis. Digestion 37 S2: 1630
15. McNulty CAM, Watson DM (1984) Spiral bacteria of the gastric antrum. Lancet I: 1068
16. McNulty CAM, Grearty JC, Crump B, Davis M, Donovan IA, Melikian V, Lister DM, Wise R (1986) Campylobacter pyloridis and associated gastritis: investigator blind, placebo controlled trial of bismuth salicylate and erythromycin ethylsuccinate. Br Med J 293: 645–649
17. Meyrick-Thomas J, Poynter D, Gooding C, Woodings DF, Sleway A, Cook R, Hill MJ (1984) Gastric spiral bacteria. Lancet II: 100
18. Morris A, Nicholson G (1987) Ingestion of Campylobacter pyloridis causes gastritis and raises fasting gastric pH. Am J Gastroenterol 82: 192–247
19. Price AB, Levi J, Dolby JM, Dunscombe PL, Smith A, Clark J, Stephenson ML (1985) Campylobacter pyloridis in peptic ulcer disease. Microbiology, pathology and scanning electron microscopy. Gut 26: 1183–1188
20. Rathbone BJ, Watt JI, Worsley BW, Shires SE, Trejdosiewicz LK, Heatley RV, Losowsky (1986) Systemic and local antibody responses to gastric Campylobacter pyloridis in non-ulcer dyspepsia. Gut 27: 642–647
21. Rauws EAJ, Langenberg W, Houthoff HJ, Zanen HC, Tytgat GN (1988) Campylobacter pyloridis – associated chronic active antral gastritis. A prospective study of its prevalence and the effects of antibacterial and antiulcer treatment. Gastroenterol 94: 33
22. Rhodes H (1964) Experimental production of gastric epithelium in the duodenum. Gut 5: 454–458
23. Slomiany BL, Bilski J, Sarosiek J et al. (1987) Campylobacter pyloridis degrades mucin and undermines gastric mucosal integrity. Biochem Biophys Res Commun 144: 307–314
24. Stanescu A, Malfertheiner P, Baczako K, Vanek E, Ditschuneit H (1988) Campylobacter pylori Schnelltest – ein zuverlässiger Test für die gastroenterologische Praxis. MMW (im Druck)
25. Warren JR, Marshall B (1983) Unidentified curved bacilli on gastric epithelium in active chronic gastritis. Lancet I: 1273–1275
26. Wyatt JI, Rathbone BJ, Heatley RV (1986) Local immune response to gastric Campylobacter in non-ulcer dyspepsia. J Clin Pathol 39: 863–870
27. Wyatt JI, Rathbone BJ, Dixon MF, Heatey RV (1987) Campylobacter pyloridis and acid induced gastric metaplasia in the pathogenesis of duodenitis. J Clin Pathol 40: 841–848

Diskussion

Frage:

Gibt es rezeptorspezifische Bindungen für *C. p.?*

Dr. Malfertheiner:

Zum jetzigen Zeitpunkt kann man dies lediglich spekulieren.

Prof. Ottenjann:

Eine englische Gruppe, die sich um den Campylobacter bemüht hat vor 1–2 Jahren, hat von sogenannten „adherant pedestrals" gesprochen, die sind bei Ihnen gar nicht aufgetaucht.

Dr. Malfertheiner:

Man sieht sie gelegentlich. Es sind dies Ausstülpungen der Zellmembranen, die etwas unregelmäßig sind. Die von mir gezeigte Adhäsion ist ein Phänomen, das man häufig findet. Ich versuchte hier nicht die exklusiven Dinge zu zeigen, sondern die, die man mit einer bestimmten Konstanz wiederfindet.

Frage:

Wenn ich Sie richtig verstanden habe, dann haben Sie festgestellt, daß der Keim die Fähigkeit hat, eine lebende Schleimhaut zu durchdringen. Haben Sie Anhaltspunkte über welchen Weg das geht, ginge es auch über Proteasen?

Dr. Malfertheiner:

Der Keim enthält Proteasen und Cytotoxine und möglicherweise ist dies einer der Wege, über den die Schleimhautbarriere durchbrochen wird.

Frage:

Läßt sich die Adhäsion in vitro simulieren und kann man diese Adhäsion hemmen? Zum Beispiel ist ja bekannt, daß man im Urogenitaltrakt die Adhäsion bestimmter Bakterien durch Mannose hemmen kann.

Dr. Malfertheiner:

Das ist richtig, an der Zervix wurde das beschrieben; wir haben das in vitro bisher nicht versucht.

Frage:

Ich hätte doch zu den Proteasen noch eine Zusatzfrage, haben Sie schon Untersuchungen gemacht, welcher Art die Proteasen sind. Es könnte ja sein, daß das Pepsinogen aktiviert wird oder es könnte über einen Rückfluß aus dem Duodenalsaft geschehen?

Dr. Malfertheiner:

Das ist sicher richtig, Sie wissen aber, daß die Proteasen, die aus dem Duodenalsaft zurückfließen, im Magen keine Proteasenaktivität entfalten, sondern zerstört werden, und generell ein alkalisches Milieu brauchen, um aktiv zu sein. Das Pepsinogen wird natürlich aktiviert bei pH von 3,5 und niedriger und das kann mit eine Rolle spielen. Die Arbeitsgruppe von Slomiany in New York hat gezeigt, daß auch in vitro, der Keim selbst Proteasen produziert, die also nicht von der umliegenden Struktur gelockt werden.

Frage:

Wenn genügend H-Ionen blockiert werden oder neutralisiert werden, dann gibt es einen alkalischen pH-Wert und dann könnte auch der Duodenalsaft-Rückfluß mit ein Faktor sein.

Prof. Ottenjann:

Es gibt andere Untersuchungen aus Leeds, die gezeigt haben, daß bei duodenalem Reflux erstens die Magenschleimhaut anders aussieht als bei der üblichen Gastritis im Antrum und zweitens in diesen Bereichen kaum Campylobacter vorhanden ist. Das heißt mit anderen Worten, der Reflux verhindert das Wachstum von Campylobacter, auf welchem Weg ist mir nicht bekannt, ich kenne auch keine Kontrollstudie, die das aufgezeigt hätte.

Dr. Malfertheiner:

Ich glaube auch, daß nicht der *Campylobacter pylori* der einzige Mediator ist, der diese Entzündungsreaktion unterhält, weil man den Keim auch eliminieren kann, zum Beispiel mit Wismut, und dann vergeht eine gewisse Zeit bis die entzündlichen Veränderungen regredieren. Das heißt, es gibt durchaus noch Abbauprodukte, die wahrscheinlich von der Zellwand stammen, die in der Lage sind, noch als Mediatoren zu fungieren. Aber ob man wirklich die Refluxgastritis von der Campylobacter induzierten Gastritis unterscheiden kann? Das ist eine Frage, die man den Pathologen stellen muß.

Die lokale und systemische Immunantwort bei einer Infektion mit *Campylobacter pylori*

M. Gregor

Einleitung

Neben charakteristischen ultrastrukturellen Veränderungen der Schleimhaut des Magens im Zusammenhang mit einer Besiedlung durch *Campylobacter pylori (C. pylori)* wird die lokale und systemische Immunantwort bei einer Infektion mit *C. pylori* als Hinweis für die Pathogenität dieses Keimes gedeutet. Eine derartige Immunantwort ist Ausdruck einer Reaktion des komplex strukturierten darmassoziierten Immunsystems auf die Exposition des Wirtes mit einer Vielzahl keimspezifischer Antigene.

Darmassoziiertes Immunsystem (zelluläre Immunantwort)

Das darmassoziierte Immunsystem kann funktionell in einen afferenten und einen efferenten Anteil gegliedert werden [1, 2] (Abb. 1).

Afferenter Teil

Im Bereich des afferenten Anteiles werden die verschiedenen Antigene zunächst unter Vermittlung spezialisierter Epithelzellen der gastrointestinalen Schleimhaut, sog. M-Zellen, den benachbart gelegenen Makrophagen präsentiert [3]. Die Makrophagen induzieren einen komplexen Kooperationsmechanismus in spezifischen lymphatischen Zellaggregaten der Schleimhaut. Im Verlaufe dieses Kooperationsmechanismus wird die Proliferation und Reifeentwicklung der lokalen B-Zellen durch Vermittlung von T_4-Helfer-Zellen und unter dem Einfluß verschiedener Wachstums- und Differenzierungsfaktoren anderer T-Zelltypen stimuliert [4-7]. In der Folge dieser Proliferation und Differenzierung der B-Zellen innerhalb der mesenterialen Lymphknoten kommt es zu einer Auswanderung der immunkompetenten Zellen in entfernte Organabschnitte über die lokale Lymphbahnen, den Ductus thoracicus und das Kreislaufsystem. Die Migration

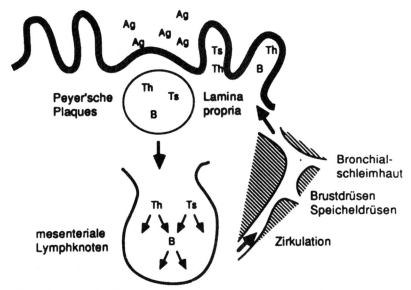

Abb. 1. Schematische Darstellung der Struktur des darmassoziierten Immunsystems

führt auch zu einer Absiedlung der differenzierten T- und B-Zellen in der Lamina propria der gastrointestinalen Schleimhaut, ein Vorgang, der als "homing" bezeichnet wird [4–6].

Efferenter Teil

Die immunkompetenten Zellen, die in die Lamina propria eingewandert sind, sowie die intraepithelialen Lymphozyten stellen den efferenten Teil des darmassoziierten Immunsystems dar. Das intraepitheliale Lymphozytenkompartiment setzt sich aus differenzierten T-Zellen vom Typ der Natural-Killer-Zellen zusammen, die einerseits Lymphokine sezinieren und andererseits eine zytotoxische Funktion besitzen [8–10]. In dem Bereich der Lamina propria findet man eine Vielzahl terminal differenzierter Effektor-Zellen. Dabei handelt es sich um Plasmazellen, die für die Synthese von Immunglobulinen der Klasse A, M und G verantwortlich sind, sowie um verschiedene, differenzierte T-Zellen, zu denen wir T-Helfer-Zellen, T-Suppressor-Zellen und verschiedene Killer-Zellen zählen [11]. Ferner finden sich in der Lamina propria Makrophagen und Mastzellen, die für die Phagocytose bzw. die Freisetzung von Mediatoren der lokalen Entzündungsreaktion verantwortlich sind [12, 13].

27

Sekretion von IgA und IgG-Molekülen (humorale Immunantwort)

Im Rahmen der Immunantwort des darmassoziierten Immunsystems auf die Präsentation eines exogenen Antigens ist die Sekretion von Immunglobulinen der Klasse IgA durch reife Plasmazellen von besonderer Bedeutung. Nach Freisetzung eines binären IgA-Moleküls in der Lamina propria und in der Folge eines komplexen transepithelialen Sekretionsprozesses verhindert das sekretorische IgA intraluminal die Interaktion relevanter Antigene mit der Mukosa [14, 15]. Auf diesem Wege können z. B. die Adhärenz von Bakterien auf der Schleimhautoberfläche und die Penetration der Schleimhaut mit nachfolgender Exposition des lokalen darmassoziierten lymphatischen Gewebes blockiert werden, ohne jedoch gleichzeitig die Infektion und bakterielle Besiedlung der Schleimhaut des Gastrointestinaltraktes zu verhindern [16, 17]. Neben dieser direkten intraluminalen Sekretion von IgA erfolgt eine Elimination zirkulierender dimärer IgA-Komplexe in einem ähnlich komplexen Sekretionsmechanismus über das Gallengangsystem [18]. Im Gegensatz zu den Immunglobulinen der Klasse IgA besteht die Funktion der in die Lamina propria sezenierten IgG-Moleküle darin, die Einleitung einer neutrophilen Phagocytose der relevanten Antigene durch Opsonierung herbeizuführen.

Zusammenfassung

Bezüglich der lokalen und systemischen Immunantwort auf die Besiedlung der Magenschleimhaut mit *C. pylori* ist also einerseits eine zelluläre Immunantwort im Bereich der Lamina propria sowie des intraepithelialen lymphozytären Kompartimentes zu erwarten, andererseits ist eine humorale Immunantwort im Sinne einer Sekretion von Immunglobulinen in das Magen-Darmlumen und in die systemische Zirkulation zu beachten. Im Hinblick auf die qualitativen und quantitativen Aspekte der zellulären Immunantwort sind zum gegenwärtigen Zeitpunkt keine Untersuchungsbefunde verfügbar. Hingegen wurde in der jüngsten Zeit über zahlreiche Untersuchungen im Zusammenhang mit der humoralen lokalen und systemischen Immunantwort auf eine *C-pylori*-Infektion berichtet.

Untersuchungen

Kaldor et al. haben erstmals mit Hilfe eines ELISA-Testes die Konzentration *C. pylori*-spezifischer Antikörper im Serum von Patienten mit einem peptischen Ulkus bestimmt [19]. Dabei konnten die Autoren zeigen, daß die

Tabelle 1. Beziehung zwischen dem Nachweis von *C. pylori* in Antrumbiopsien und dem Nachweis spezifischer IgG-Antikörper im Serum bei verschiedenen Patientenkollektiven (nach 20)

	% CP (+)	% IgG (≥ 1.0)
Normale Antrumschleimhaut	8	30
ausgeprägte Antrumgastritis	88	100
Ulkus duodeni	97	94
Ulkus ventrikuli	64	86
Kinder	0	32
Blutspender	0	21

CP = *C. pylori*

IgG-Antikörper-Titer gegen *C. pylori* bei Ulkuspatienten signifikant höher waren im Vergleich zu den Antikörperkonzentrationen bei einem vergleichbaren Kollektiv gesunder Laborangestellter bzw. einer Gruppe gesunder Kinder. Auch von Wulffen et al. konnten mit Hilfe eines Komplementfixations-Testes zeigen, daß bei Patienten mit einer ausgeprägten Antrumgastritis in allen Fällen *C. pylori*-spezifische IgG Antikörper nachweisbar waren, während dies bei Probanden mit einem Normalbefund der Antrumschleimhaut nur in 30% der Fälle gelang [20]. Auch in dem Kollektiv von Patienten mit einer peptischen Ulkuskrankheit war in einer großen Zahl der Fälle neben dem positiven mikrobiologischen Befund einer Besiedlung mit *C. pylori* eine erhöhte Konzentration von *C. pylori*-spezifischen Immunglobulinen nachweisbar (Ulcus duodeni 94%, Ulcus ventriculi 86%; Tabelle 1). Booth et al. konnten mit Hilfe eines ELISA-Testes signifikant erhöhte Serumspiegel *C. pylori*-spezifischer IgA- und IgG-Antikörper bei Patienten nachweisen, bei denen eine Besiedlung der Antrumschleimhaut mit *C. pylori* vorlag [21]. Der Befund einer hohen Konzentration von IgG bzw. IgA war in 78% bzw. 100% der Patienten mit dem Nachweis eines peptischen Ulkus oder einer Gastritis verbunden. Hingegen konnte bei den Patienten mit einem niedrigen IgG- bzw. IgA-Antikörpertiter nur in 9% bzw. 18% ein peptisches Ulkus oder eine Gastritis nachgewiesen werden.

Ebenso konnten Rathbone et al. zeigen, daß die Serumkonzentrationen *C. pylori*-spezifischer Immunglobuline der Klassen IgG und IgA signifikant höher waren bei *C. pylori*-positiven Patienten im Vergleich zu dem Kollektiv *C. pylori*-negativer Patienten [22]. Hingegen wiesen die spezifischen IgM-Titer keinen signifikanten Unterschied zwischen den beiden untersuchten Gruppen auf. Dieselben Autoren untersuchten auch die Konzentrationen *C. pylori*-spezifischer Antikörper im Magensaft. Bei einem Teil der *C. pylori*-positiven Patienten waren die Konzentrationen der IgA-Antikörper deutlich erhöht im Vergleich zu den IgA-Titern im Magensaft *C.*

pylori-negativer Patienten. Bei einem kleinen Teil der *C. pylori*-positiven Patienten konnten darüber hinaus diskret erhöhte spezifische IgM-Antikörpertiter nachgewiesen werden. Hingegen wurden bei keinem Patienten signifikante Konzentrationen spezifischer IgG-Antikörper im Magensaft beobachtet.

Mit Hilfe immunhistologischer Methoden wurde von Wyatt et al. an Magenbiopsien die Bindung spezifischer Immunglobuline an die Bakterienoberfläche von *C. pylori* untersucht [23]. Dabei konnten die Autoren zeigen, daß ein coating von *C. pylori* mit IgG oder IgM besonders häufig mit dem Befund einer aktiven, durch polymorphkernige Leukozyten gekennzeichneten Gastritis assoziiert war (86%). Dieser Befund war aber nur selten bei dem Fehlen neutrophiler Infiltrate nachweisbar (24%). Andererseits war in allen Fällen einer aktiven chronischen Gastritis eine Bindung von IgA-Antikörpern auf *C. pylori* sowohl im Bereich der Schleimhautoberfläche als auch in der Tiefe der Magengrübchen zu identifizieren. In 60% der untersuchten Fälle mit einer nicht-aktiven chronischen Gastritis wurden IgA-positive *C. pylori* beobachtet, die in diesen Fällen aber nur selten in der Tiefe der Magengrübchen nachweisbar waren.

Nachweisverfahren bei Infektion mit C. pylori

Der Einsatz serologischer Testmethoden im Rahmen von Untersuchungen zur Epidemiologie und Therapie einer Infektion mit *C. pylori* weist zahlreiche Vorteile auf gegenüber den konventionellen mikrobiologischen und histologischen Nachweisverfahren, die allesamt eine Endoskopie des oberen Gastrointestinaltraktes mit Biopsie der Antrumschleimhaut zur Voraussetzung haben und damit invasiv, aufwendig, teuer und nicht beliebig oft reproduzierbar sind. Die diskriminatorische Qualität des serologischen Verfahrens korreliert dabei mit der qualitativen und quantitativen Verfügbarkeit eines repräsentativen Antigengemisches. Unter Verwendung einer Vielzahl verschiedener *C. pylori*-Isolate sowie einer speziellen Antigenpräparation mit Hilfe der Säure-Glycin-Methode haben Goodwin et al. einen sensitiven und spezifischen ELISA-Test für den Nachweis einer Infektion mit *C. pylori* entwickelt [24]. Bei einer Obergrenze von 300 ELISA-Units (EU) besaß der Test eine Spezifität von 97%, eine Sensitivität von 81% und einen positiv-prädiktiven Wert bezüglich einer Infektion mit *C. pylori* von 98%. Bei einer Untergrenze von 150 EU besaß der Test eine Sensitivität von 99%, eine Spezifität von 78% und einen negativ-prädiktiven Wert bezüglich einer Infektion mit *C. pylori* von 98%. Der histologische Befund einer aktiven chronischen Gastritis korrelierte dabei mit der Höhe des mittleren Anti-*C. pylori*-Antikörpertiters. So wurden im Falle eines histologischen

Tabelle 2. Korrelation zwischen dem histologisch-endoskopischen Untersuchungsbefund, dem histologisch-mikrobiologischen Nachweis von *C. pylori* in der Antrumschleimhaut und dem mittleren *C. pylori*-ELISA-Titer (nach 24)

Diagnose	*C. pylori* (%)	mittlerer Titer (EU)
Normalbefund	0	110
chronische Gastritis	32	150
aktive chronische Gastritis		
ohne Ulkus	100	965
mit Ulkus ventriculi	100	685
mit Ulkus duodeni	100	415

Normalbefundes und bei dem Befund einer chronischen Gastritis mittlere ELISA-Titer von 110 bzw. 150 EU beschrieben, während im Falle einer aktiven chronischen Gastritis der mittlere ELISA-Titer 485 EU betrug (Tabelle 2).

In vergleichbarer Weise haben Paull et al. den diagnostischen Stellenwert der Bestimmung von IgG-Serumantikörpern gegen *C. pylori* mit Hilfe eines ELISA-Testes untersucht und in Beziehung gesetzt zu dem histopathologischen Befund im Bereich der Antrumschleimhaut [25]. Dabei war in 20 (von 48) Fällen ein pathologisch erhöhter ELISA-Titer zu beobachten, der bei 19 dieser Patienten histologisch mit einer Gastritis korrelierte. Andererseits war bei 20 Patienten ohne den histologischen Befund einer Gastritis in 19 Fällen ein negativer ELISA-Test zu beobachten. Dies entsprach einer Spezifität des ELISA-Testes bezüglich der Gastritis von 95% und einem positiv-prädiktiven Wert von ebenfalls 95% (Tabelle 3a, 3b).

Tabelle 3a, 3b. Beziehung zwischen der histologischen Diagnose, dem Nachweis einer Besiedlung des Antrums mit *C. pylori* und dem Ergebnis des ELISA-Testes zum Nachweis spezifischer IgG-Serumantikörper gegen *C. pylori* (nach 25)

		ELISA-Test	
	(+)	(−)	
C. pylori	(+)	16	3
	(−)	4	25
Gastritis	(+)	19	9
	(−)	1	19

C. pylori-ELISA Test	*C. pylori*	Gastritis
Sensitivität	84%	68%
Spezifität	86%	95%
pos. prädiktiver Wert	80%	95%
neg. prädiktiver Wert	89%	68%

Zusammenfassung

Die zum gegenwärtigen Zeitpunkt vorliegenden Befunde bezüglich der systemischen und lokalen Immunantwort bei einer Infektion mit *C. pylori* lassen sich wie folgt zusammenfassen:

1. Spezifische Serum-Antikörpertiter der Klassen IgA und IgG korrelieren mit dem Befund einer Infektion mit *C. pylori.*
2. Patienten mit einer Gastritis, einem peptischen Ulkus und/oder dyspeptischen Beschwerden weisen im Vergleich zu einem gesunden Kontrollkollektiv erhöhte *C. pylori*-spezifische Serumantikörpertiter auf.
3. Auch im Magensaft sind im Falle einer Infektion mit *C. pylori* spezifische Antikörper der Klasse IgA nachweisbar. Darüber hinaus wurde mit immunhistochemischen Methoden eine Bindung spezifischer Antikörper der Klassen IgA, IgG und IgM an *C. pylori* beobachtet.
4. Der serologische Nachweis spezifischer Antikörper gegen *C. pylori* ist insbesondere für die Primärdiagnostik und für Untersuchungen im Rahmen epidemiologischer Fragestellungen geeignet. Die Bedeutung des serologischen Nachweises spezifischer Antikörper im Rahmen von Therapiemaßnahmen ist noch ungeklärt. Da einmal vorhandene spezifische Antikörper vermutlich über Jahre nachweisbar sind, muß durch zukünftige Untersuchungen der Stellenwert spezifischer Titerverläufe im Rahmen diagnostischer und therapeutischer Strategien bei einer Infektion mit *C. pylori* abgeklärt werden.
5. Ebenso liegen zum gegenwärtigen Zeitpunkt noch keine Untersuchungsergebnisse im Hinblick auf die qualitativen und quantitativen Aspekte der lokalen zellulären Immunantwort im Rahmen einer Infektion mit *C. pylori* vor.

Literatur

1. Dobbins WO (1982) Gut immunophysiology: a gastroenterologist's view with emphasis on pathophysiology. Am J Physiol 242: G1–8
2. Kagnoff MF (1987) Immunology of the digestive system. In: Johnson LR (ed) Physiology of the Gastrointestinal Tract. Raven Press, New York, pp 1699–1728
3. Wolf JL, Bye WA (1984) The membranous epithelial (M) cell and the mucosal immune system. Ann Rev Med 35: 95–112
4. Cebra JJ, Crandall CA, Gearhart PJ (1979) Cellular events concerned with the initiation, expression and control of the mucosal immune response. In: Ogra PL, Dayton DH (eds) Immunology of Breast Milk. Raven Press, New York, pp 1–18
5. Richman LK, Graeff AS, Yarchoan R, Strober W (1981) Simultaneous induction of antigen-specific IgA helper T cells and IgG suppressor T cells in the murine Peyer's patch after protein feeding. J Immunol 126: 2079–2083

6. Kawanishi H, Saltzman LE, Strober W (1983) Mechanisms regulating IgA class-specific immunoglobulin production in murine gut-associated lymphoid tissues: I. T cells derived from Peyer's patches that switch sIgM B cells to sIgA B cells in vitro. J Exp Med 157: 433–450

7. Kawanishi H, Saltzman L, Strober W (1983) Mechanisms regulating IgA classic-specific immunoglobulin production in murine gut-associated lymphoid tissues: II. Terminal differentiation of postswitch sIgA-bearing Peyer's patch B cells. J Exp Med 158: 649–669

8. Cerf-Bensussan N, Guy-Grand D, Griscelli C (1985) Intraepithelial lymphocytes of human gut: isolation, characterisation and study of natural killer activity. Gut 26: 81–88

9. Ernst PB, Befus AD, Bienenstock J (1985) Leukocytes in the intestinal epithelium: an unusual immunologic compartment. Immunol Today 6: 50–55

10. Ernst PB, Clark DA, Rosenthal KL, Befus AD, Bienenstock J (1986) Detection and characterization of cytotoxic T lymphocyte precursors in the murine intestinal intra-epithelial leukocyte population. J Immunol 136: 2121–2126

11. Cerf-Bensussan N, Schneeberger EE, Bhan AK (1983) Immunohistologic and immu-noelectron microscopic characterization of the mucosal lymphocytes of human small intestine by the use of monoclonal antibodies. J Immunol 130: 2615–2622

12. Fox CC, Dvorak AM, Peters SP, Kagey-Sobotka A, Lichtenstein LM (1985) Isolation and characterization of human intestinal mucosal mast cells. J Immunol 135: 483–491

13. Beeken W, Mieremet-Ooms M, Ginsei LA, Leuh PCJ, Verspaget H (1984) Enrich-ment of macrophages in cell suspensions of human intestinal mucosa by elutriation centrifugation. J Immunol Methods 73: 189–201

15. Kühn LC, Kraehenbuhl JP (1982) The sacrificial receptor-translocation of polymeric IgA across epithelia. Trends Biomed Sci 7(8): 299–302

15. Brandtzaeg P (1983) Immunohistochemical characterization of intracellular J-chain and binding site for secretory component (SC) in human immunoglobulin (Ig)-produc-ing cells. Mol Immunol 20: 941–966

16. Walker WA, Isselbacher KJ (1977) Intestinal antibodies. N Engl J Med 297: 767–773

17. Bienenstock J, Befus AD (1983) Some thoughts on the biologic role of immunoglobu-lin A. Gastroenterology 84: 178–185

18. Nagura H, Smith PD, Nakane PK, Brown WR (1981) IgA in human bile and liver. J Immunol 126: 587–595

19. Kaldor J, Tee W, McCarthy P, Watson J, Bwyer B (1985) Immune response to Campylobacter pyloridis in patients with peptic ulceration. Lancet I, 2: 921

20. von Wulffen H, Heesemann J, Bützow GH, Löning T, Laufs R (1986) Detection of Campylobacter pyloridis in patients with antrum gastritis and peptic ulcers by culture, complement fixation test, and immunoblot. J Clin Microbiol 24: 716–720

21. Booth L, Holdstock G, MacBride H, Hawtin P, Gibson JR, Ireland A, Bamforth J, DuBoulay CE, Lloyd RS, Pearson AD (1986) Clinical importance of Campylobacter pyloridis and associated serum IgG and IgA antibody responses in patients undergoing upper gastrointestinal endoscopy. J Clin Pathol 39: 215–219

22. Rathbone BJ, Wyatt JI, Worsley BW, Shires SE, Trejdosiewicz LK, Heatley RV, Losowsky MS (1986) Systemic and local antibody responses to gastric Campylobacter pyloridis in non-ulcer dyspepsia. Gut 27: 642–647

23. Wyatt JI, Rathbone BJ, Heatley RV (1986) Local immune response to gastric Cam-pylobacter in non-ulcer dyspepsia. J Clin Pathol 39: 863–870

24. Goodwin CS, Blincow E, Peterson G, Sanderson C, Cheng W, Marshall B, Warren JR, McCulloch R (1987) Enzyme-linked immunosorbent assay for Campylobacter pyloridis: correlation with presence of C. pyloridis in the gastric mucosa. J Infect Dis 155: 488–494

25. Paull G, Dick JD, Ravich WJ, Harris ML, Kafonek DR, Rawles JW, Yardley JH (1987) Serum IgG antibody to Campylobacter pyloridis. Diagnostic value and correlations with gastric biopsy findings. Gastroenterology 92: 1569

Nachweis und mögliche Signifikanz von *Campylobacter pylori*-Antikörpern

A. Bauernfeind, W. Bornschein, B. Przyklenk, S. Schweighart

Einleitung

Der Nachweis von *Campylobacter pylori* in Biopsiematerial wird mit direkten Verfahren (Identifizieren in vitro vermehrter Erreger nach bekannten Merkmalen bzw. von Bakterien, deren mikroskopische Morphologie im histologischen Präparat dem von *C. pylori* entspricht) oder indirekten Methoden (Ureaseaktivität) geführt.

Die Korrelation zwischen diesen Parametern wurde vielerorts geprüft. Serodiagnostische Methoden wurden [4] sowohl mit diagnostischen als auch ätiopathogenetischen Perspektiven herangezogen. Üblicherweise werden dabei Extrakte aus *C. pylori*-Kulturen als Antigen z. B. für ELISA-Verfahren benützt. Weitgehend ungeklärt blieb dabei die Frage, inwieweit die durch Extraktion aus einem oder wenigen Isolaten gewonnenen Antigene als repräsentativ für die Spezies gelten können.

Im folgenden wurden deshalb *C. pylori*-Antikörperbestimmungen in Patientensera mit dem Antigenextrakt eines Stammes bestimmt und mit den Resultaten der Bestimmung mit einem Mischantigen aus 13 Isolaten verschiedener Patienten verglichen.

Als Beitrag zur Signifikanz der Antikörpertiter wurden weiterhin die Ergebnisse von Patienten mit positivem kulturellem Ergebnis, denjenigen mit negativem Befund sowohl in Kultur, Histologie und Ureaseaktivität gegenübergestellt.

Material und Methodik

C. pylori-Kultur: Das Biopsiematerial wurde sofort nach der Entnahme mit einem Wattetupfer zunächst auf Columbia-Agar mit dem Zusatz von 5% Schaf- bzw. Humanblut und danach auf Kochblutagar ausgestrichen. Der Columbia-Agar wurde vier bis sieben Tage in einer Atmosphäre von 5% O_2 und 10% CO_2 (OXOID Gas Generating Kit for Campylobacters) bei 35°C bebrütet, während der Kochblutagar aerob inkubiert wurde.

Antigenherstellung: Eingesetzt wurde das von Blaser et al. [1] für *C. jejuni* beschriebene und von Goodwin et al. [2] für *C. pylori* verwendete Verfahren (saure Glycinextraktion).

ELISA-Durchführung: ELISA-Mikrotiterplatten wurden über Nacht mit einer Verdünnung 1:64 des Antigens 191 in Carbonatpuffer oder mit dem Mischantigen aus 13 verschiedenen Stämmen (jedes Antigen in der Mischung ebenfalls 1:64 verdünnt) gecoatet. Nach Blocken mit 0,1% BSA und dreimaligem Waschen mit PBS + 0,05% Tween^R 20 wurden die Patientensera in einer Verdünnung 10^{-3} in PBS + 3% Tween^R 20 + 1% BSA aufgebracht. Kaninchen-Anti Human IgG-Peroxidase-Konjugat (Dakopatts, Hamburg) wurde in einer Verdünnung von 1:2000 verwendet. Die Inkubationszeiten betrugen jeweils eine Stunde bei 37°C. Nach 15-minütigem Einwirken des Substrats (o-Phenylendiamin und H_2O_2) bei Zimmertemperatur in einer dunklen Kammer wurde die Reaktion durch Zugabe von 2M H_2SO_4 gestoppt und die Extinktion bei 490 nm mit einem Microplate Reader MR 600 (Dynatech, Plochingen) gemessen.

Ergebnisse

Vergleich Mono – Mischantigen

IgG-Antikörperbestimmungen mit Mono-und Mischantigen in 38 Patientensera mit positiver *C. pylori*-Kultur sind in Abb. 1 gegenübergestellt. Bei jeweils gleicher Verteilung, die auch bei Berechnung des Wilcoxon-Texts für Paardifferenzen deutlich wird, ergibt sich eine weitgehende Übereinstimmung der Resultate.

Campylobacter pylori IgG-Antikörpertiter bei Patienten mit negativem kulturellen, histologischem und CLO-Test-Befund.

Die Titerhöhe dieser Patientengruppe (n = 35; dargestellt in Abb. 2) ist im Vergleich mit der Gruppe mit positiver *C. pylori*-Kultur (Abb. 1) statistisch signifikant ($p < 0.001$; U-Test von Wilcoxon, Mann und Whitney) nach niedrigeren Werten hin abgesetzt (Mittelwert 221 ± 149 gegenüber 399 ± 184). Zusätzlich wird jedoch ein überlappender Bereich etwa gleichhoher Titer erkennbar.

Diskussion

Die bei Verwendung von Mono- und Mischantigen etwa gleichhohen Antikörpertiter einer größeren Zahl von Sera (Mittelwert beim 13er-Mischanti-

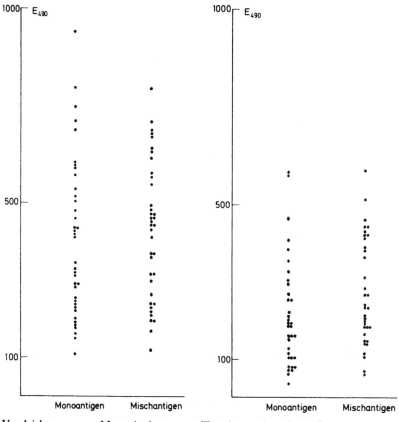

Vergleich: Mono-Antigen   (Extrakt aus einem Stamm)
               Misch-Antigen   (Extrakt aus 12 Stämmen)
               Serumverdünnung: 10^{-3}

Abb. 1. *Campylobacter pylori* Antikörpernachweis (IgG, ELISA) in Sera von Patienten mit positiver *C. pylori*-Kultur

Abb. 2. *Campylobacter pylori* Antikörpernachweis (IgG, ELISA) in Sera von Patienten mit negativem kulturellem, histologischem und CLO-Nachweis

gen lediglich um den Faktor 1,04 höher) weist auf eine breite Antigenverwandtschaft unter den 13 eingesetzten Stämmen hin. Die Wahrscheinlichkeit, daß sich darunter ein hoher Anteil identischer Stämme (Kopien) befindet, ist gering, da die Isolate über den Zeitraum eines Jahres hin verteilt aus Biopsien verschiedener Patienten gewonnen wurden. Damit erscheint es zumindest für den hier eingesetzten Stamm 191 gerechtfertigt, Antigenextrakte daraus anstelle des Mischantigens für serologische Tests zu verwenden. Tatsächlich wurde an anderer Stelle [4] Antigenextrakt nur eines Stammes (NCTC 11638) für den *C. pylori*-ELISA verwendet. Inwieweit differenziertere Analytik eine serologische Subklassifizierung von *C. pylori*-Isolaten zuläßt, wird derzeit untersucht.

Die Differenz der gesamten IgG-Antikörpertiter gegen *C. pylori* zwischen Patienten mit positiven oder negativen kulturellen Befunden erscheint aufgrund unserer Ergebnisse weniger ausgeprägt als bei Steer (1987): die Mittelwerte lagen bei Patienten mit positiver *C. pylori*-Kultur nur um den Faktor 1,8 höher als bei Patienten mit dreifach negativen Befunden. Die vorliegenden Ergebnisse stehen demgegenüber weitgehend im Einklang mit den Beobachtungen von Jones et al. [3] und deuten entweder auf länger dauernde Persistenz von Antikörpern der IgG-Klasse hin oder auf falsch negative kulturelle, histologische und Urease Tests (Biopsiematerial zufällig frei, *C. pylori* in benachbarten Bereichen).

Die Relevanz von *C. pylori*-Antikörperbildung in diagnostischer und ätiopathogenetischer Richtung bedarf weiterer Abklärung.

Zusammenfassung

Im ELISA ermittelte IgG-Antikörpertiter gegen *C. pylori* mit saurem Glycinextrakt-Antigen ergaben bei Extrakten von nur einem Stamm Titerhöhen, die mit denen eines Mischantigens aus 13 verschiedenen Stämmen übereinstimmten. IgG-Antikörpertiter waren bei Patienten mit kulturellem *C. pylori*-Nachweis deutlich ($p < 0.001$) erhöht, jedoch traten auch bei Patienten mit dreifach negativem Befund (Kultur, Histologie, CLO-Test) erhöhte Titer auf.

Literatur

1. Blaser MJ, Duncan DJ (1984) Human serum antibody response to *Camylobacter jejuni* infection as measured in an enzyme-linked immunosorbent assay. Infect Immun 44: 292–298
2. Goodwin CS, Blincow E, Peterson G, Sanderson Ch, Cheng W, Marshall B, Warren JR, McCulloch R (1987) Enzyme-linked immunosorbent assay for *Campylobacter pyloridis:* Correlation with persistence of C. pyloridis in the gastric mucosa. J Infect Dis 155: 488–494
3. Jones DM, Eldridge J, Fox AJ, Sethi P, Whorwell PJ (1986) Antibody to the gastric campylobacter-lile organism *("Campylobacter pyloridis")* – clinical correlations and distribution in the normal population. J Med Microbiol 22: 57–62
4. Steer HW, Hawtin PR, Newell DG (1987) An ELISA technique for the serodiagnosis of Campylobacter infection in patients with gastritis and benign duodenal ulceration. Serodiagnosis and Immunotherapy 1 : 253–259

Diskussion

Dr. Blaufuß:

Beim CLO-Test ist mit falsch-positiven Ergebnissen relativ wenig zu rechnen, weil ein Bakteriostatikum dazu kommt und andere Bakterien, die Urease bilden, sich darin nicht vermehren können.
   Desweiteren möchte ich noch etwas allgemeines sagen, etwas hygienisches. Sie haben in Ihren Biopsien sehr viel Pseudomonas gefunden, das sind keine Keime, die man häufig findet, wenn man seine Instrumente desinfiziert und hinterher mit einem entmineralisierten Wasser gegenspült. Aber im Zeitalter nicht des *Campylobacter pylori,* sondern des AIDS ist so etwas sehr wichtig. Es gibt eine Empfehlung von einem wissenschaftlichen Komitee, Biopsiezangen nur noch sterilisiert einzusetzen.

Dr. Gregor:

Wenn Sie Ihre ELISA-Messungen betrachten und die jedes anderen, finde ich, daß eine Standardisierung notwendig ist. Wir benötigen einerseits einen definierten Antigen-Input vom Keimspektrum her oder von dem Isolat her und wir benötigen eine standardisierte Methode bzw. ein identisches Antigen-Muster nach Lysierung dieser Keime, um diese Daten wirklich vergleichbar zu machen. Von Wulffen hat ja mit seiner Immunoblot-Technik nachweisen können, daß er ein 110 Kilodalton-Antigen erst mit dieser Technik, aber nicht mit der SDS-Polyacrylamidgel-Elektrophorese dokumentieren konnte. Ich glaube, daß wir zu einer Standardisierung kommen müssen oder andere Immunreagenzien benutzen müssen, um mit diesen Methoden verläßliche Antikörper-Titer, etwa im Verlauf einer Therapie, nachweisen zu können.

Dr. Börsch:

Wenn wir Campylobacter-Diagnostik durchführen, dann machen wir das ja nicht im luftleeren Raum, sondern vor dem Hintergrund einer endoskopischen Diagnose. Wir endoskopieren und sehen das Ulcus duodeni, und wenn wir jedem Patienten auf den Kopf zusagen würden ohne Test, Sie sind Campylobacter positiv, haben wir in 95 Prozent recht. Das heißt, der prädiktive Wert der endoskopischen Blinddiagnose für *Campylobacter pylori*, ist 95 Prozent. Wenn wir dann irgendeinen der erwähnten Tests machen, entweder CLO-Test oder Kultur, und der ist positiv, dann steigt der prädiktive Wert auf 99 Prozent. Das trifft Ihre These, daß wir auf diese differenzierte Diagnostik verzichten können. Für die Praxis ist es sicherlich ausreichend, einen dieser Tests zu machen, der eine Effektivität von mindestens 80–90 Prozent hat. Die Gastritis ist ja nicht so relevant, sondern es geht um die Frage des Campylobacters für die Therapieindikation.

Prof. Bauernfeind:

Ich würde nur ergänzen wollen, daß im Falle von Therapieversagern nach einer antibiotischen Therapie auf eine Resistenzentwicklung geachtet wird. In dem Fall würde ich dafür plädieren, mit Sicherheit.

Frage:

Noch eine Frage, die vielleicht etwas aus dem Rahmen liegt. Die Rheumatologen behaupten, daß bestimmte Darmbakterien zu sogenannten „Infekt-Arthritiden" führen. Spielt der Campylobacter da eventuell auch eine Rolle?

Prof. Ottenjann:

Der Campylobacter jejuni sicherlich aber der Campylobacter pylori, darüber gibt es keine entsprechenden Untersuchungen, es ist auch wenig wahrscheinlich. Er ist ja eigentlich kein Darmbakterium, sondern ein Magenbakterium, aber ich weiß nicht, ob die Rheumatologen diese Dinge so fein unterscheiden, das ist eine andere Frage.

Die *Campylobacter pylori* – assoziierte Gastritis: Auf der Suche nach einem Tiermodell – Darstellung bisheriger eigener und Versuche anderer –

S. Ehlers, M. Warrelmann, H. Hahn

Einleitung

Seitdem die Möglichkeit diskutiert wird [1], daß ein infektiöses Agens verantwortlich sei für die Entstehung der chronischen Gastritis und der peptischen Ulcera, hat es heftigste Auseinandersetzungen über die Beweisführung zu dieser Hypothese gegeben. Während die Skeptiker *Campylobacter pylori* lediglich für einen Kommensalen halten, der allenfalls fähig sei, eine bereits bestehende Ulkusnische zu besiedeln, ist er für die Befürworter der Auslöser der Ulkuskrankheit.

Seit den Zeiten Robert Kochs sind die Postulate formuliert, die an die wissenschaftliche Überprüfung der Annahme, eine Infektionskrankheit liege vor, gestellt werden: neben dem mikroskopischen und kulturellen Nachweis des Erregers hatte Koch den Pathogenitätsnachweis im geeigneten Versuchstier gefordert [2]. Tatsächlich hatten sich sowohl Marshall 1985 [3], als auch Morris 1987 [4] im wesentlichen von diesen Postulaten leiten lassen, als sie Selbstversuche unternahmen, um die ätiologische Rolle von *Campylobacter pylori* bei der Entstehung der Gastritis zu sichern. Obwohl diese menschlichen Modellexperimente in sich beweiskräftige Einzelbeobachtungen darstellen, ermangeln sie doch der Überprüfbarkeit hinsichtlich der experimentellen Rahmenbedingungen. Die Suche nach einem *geeigneten* Tiermodell wird grundsätzlich von der Überlegung geleitet, daß neben dem angestrebten Nachweis von Kolonisierung und Gewebsschädigung durch den Erreger, möglichst ein Versuchstier bestimmt wird, das auch die Überprüfung gängiger Therapiekonzepte und weitergehende, immunologisch ausgerichtete Untersuchungen hinsichtlich der Pathomechanismen in der Erreger-Wirts-Interaktion gestattet.

Die Berliner Arbeitsgruppe hat sich daher frühzeitig damit beschäftigt, Mäuse und Ratten auf ihre Eignung als Experimentaltiere für die *Campylobacter pylori*-Infektion zu untersuchen. Zu diesem Zweck wurden verschiedene Mäusestämme und Lewis-Ratten entweder oral oder intravenös mit hohen Dosen *Campylobacter pylori* infiziert und die bakterielle Besiedlung in Leber, Milz, Herz, Nieren und Magen infizierter Tiere über einen

Zeitraum von bis zu 10 Tagen nach Infektion verfolgt. Obwohl intravenös infizierte Tiere eine vorübergehende Bakteriämie mit Befall von Leber und Milz entwickelten, eliminierten sie diese Erreger quantitativ innerhalb von 72 Stunden nach Infektion. Die orale Gabe von *Campylobacter pylori* führte zu keinem Zeitpunkt zu einer Kolonisierung der Magenmukosa oder gar zu einer Invasion des Gewebes, auch dann nicht, wenn die orale Infektion unter medikamentös induzierter Achlorhydrie vorgenommen wurde [5].

Ergebnisse im Tiermodell

Zur Erklärung dieser Beobachtung, daß *Campylobacter pylori* bei Nagern in der gewählten Versuchsanordnung apathogen zu sein scheint, können verschiedene Ursachen diskutiert werden:
1. Der verwendete Stamm von *Campylobacter pylori*, eine Subkultur von NCTC 11637, war durch wiederholte In-vitro-Passagen möglicherweise avirulent geworden. Für diese Hypothese spricht auch die Tatsache, daß Morris [4] in seinem Selbstversuch mit einer Subkultur des ursprünglich von Marshall und Warren isolierten Stammes keine Krankheitserscheinungen an sich herbeiführen konnte.
2. *Campylobacter pylori* muß möglicherweise zunächst durch wiederholte Tierpassagen an Mäuse adaptiert werden.
3. Aufgrund ihrer Umwelt- und Futterbedingungen haben Mäuse und Ratten ständigen Kontakt mit anderen *Campylobacter* und verwandten Spezies, die kreuzreagierende Antikörper induzieren und zu einer beschleunigten Keimelimination führen könnten.
4. Mäuse und Ratten sind wegen ihrer anatomisch-physiologischen Andersartigkeit im Magen-Darm-Trakt für diesen Erreger nicht empfänglich.

Im Gegensatz zu unseren Bemühungen an Nagern scheint es anderen Wissenschaftlern gelungen zu sein, mit gnotobiotischen Piglets (Minischweinen) ein Tiermodell der *Campylobacter pylori* – assoziierten Gastritis zu etablieren. Im folgenden sollen daher zusammenfassend die Ergebnisse dargestellt werden, die die australische Gruppe um Lambert [6] veröffentlicht und die W. G. Kraft für seine Arbeitsgruppe auf dem 1. Internationalen Kongreß über *Campylobacter pylori* in Kronberg im Juni 1987 mitgeteilt hat [7].

Beide genannten Arbeitsgruppen verwendeten gnotobiotische, durch Kaiserschnitt entbundene Yorkshire Piglets im Alter von 0–7 Tagen. Diese erhielten, je nach experimentellem Protokoll, entweder 1 h nach Geburt oder nach einem 12stündigen Fastenintervall einen H_2-Rezeptor-Antagonisten (Ranitidine oder Cimetidine) und wurden mit 10^6 bis 10^9 Keimen

Campylobacter pylori in Peptonwasser oral infiziert. Während des Beobach-
tungszeitraums wurden täglich Rektalabstriche entnommen; die Aufarbei-
tung des Magens und anderer Darmabschnitte der autopsierten Tiere
erfolgte bakteriologisch durch Anzucht und histologisch durch verschiedene
Färbemethoden. Kraft et al. führten außerdem serologische Untersuchungen an den Versuchstieren durch.

Lambert et al. [6] konnten von allen infizierten Minischweinen *Campylobacter pylori* isolieren, und zwar aus dem Ösophagus, dem Magenfundus
und Antrum, aus dem Bulbus duodeni sowie aus Magenschleim und Saft.
Andere Darmabschnitte hingegen wiesen zu keinem Zeitpunkt eine Besiedelung auf. Lambert et al. berichteten auch über fokale, chronisch-entzünd-
liche Zellinfiltrationen vor allem im Antrumbereich an den Tagen 4, 14 und
24 nach Infektion. Eine geringgradige chronische Gastritis wurde histologisch am Tag 14 auch im Fundusbereich diagnostiziert. Die Kontrolltiere
zeigten keine derartigen Veränderungen.

Die Erregerisolierung gelang auch Kraft und seiner Gruppe nach dessen
Ausführungen auf dem Kronberger Kongreß [7] lediglich aus dem Magen
und dem Bulbus duodeni, niemals aus anderen Darmabschnitten oder dem
Stuhl. Dabei waren praktisch alle Tiere im gleichen Ausmaß befallen und
zeigten typische, mikroskopisch nachweisbare entzündliche Infiltrationen
in Kardia, Fundus, Pylorus und Bulbus. Die Bakterien lagen durchweg
extrazellulär und ausschließlich im Bereich der Schleimschicht, sie schienen
der Glycocalyx aufgelagert zu sein. In keinem Fall konnte eine Invasion der
Submukosa oder gar der Lamina propria nachgewiesen werden. In dem
Versuch, zu einer vorläufigen Stadieneinteilung der Abfolge entzündlicher
Infiltrationen zu gelangen, hat Kraft [7] dargestellt, daß zunächst rein
epithelial gelegene Infiltrate von polymorphkernigen Leukozyten auftreten
und sich nur vereinzelt Leukozytenaggregate auch in der Lamina propria
nachweisen lassen. In einer zweiten Phase nehmen dann mononukleäre
Zellinfiltrate in der Submukosa und Lamina propria zu, so daß in einer
dritten Phase bereits prominente Lymphfollikel entstehen und zu fleckigen,
Submukosa und Lamina propria übergreifenden, mononuklearen Zellan-
häufungen führen.

Kraft berichtete außerdem über die Abnahme der PAS-positiven
Schleimschicht im Verlauf der zweiten Woche nach Infektion vor allem im
Fundus- und Pylorusbereich an den Stellen, wo mikroskopisch Läsionen
und eine Keimbesiedelung nachweisbar waren. In Kontrolltieren trat diese
Verminderung der oberflächlichen Schleimschicht niemals auf.

Eine Woche nach Infektion war bei den Minischweinen noch keine Sero-
konversion eingetreten, jedoch wurde sie im Verlauf der zweiten Woche
nachweisbar und erreichte bis zum Ende der Beobachtungsperiode hohe
Titer.

Zusammenfassung

Umfangreiche orale und intravenöse Infektionsversuche an Mäusen und Ratten haben den Nachweis einer Gastropathogenität von *Campylobacter pylori* nicht erbringen können. Andererseits führt die orale Infektion mit *Campylobacter pylori* bei gnotobiotischen Minischweinen zu einer persistierenden Kolonisierung aller Magenabschnitte und des Bulbus duodeni. Hierbei lassen sich diskrete Foci entzündlicher Schleimhautveränderungen histopathologisch nachweisen. Außerdem kommt es zu einer systemischen Antikörper-Antwort gegen den Erreger. Diese Beobachtungen stellen eine gute Analogie zum Verlauf der *Campyloabacter pylori* Infektion beim Menschen dar, wo bislang ebenfalls ausschließlich über einen Keimnachweis aus dem Magen und dem Bulbus duodeni berichtet worden ist. Auch beim Menschen finden sich histologisch keine gleichmäßig im Gewebe verteilten entzündlichen Infiltrationen, sondern ein typischerweise fleckförmiger Befall.

Obwohl damit das Minischwein das bisher geeignetste Versuchstier für die *Campylobacter pylori* – assoziierte Gastritis darstellt, sind weiterhin Vorbehalte angebracht:

1. Ulzerationen sind im bislang mitgeteilten Beobachtungszeitraum und unter den publizierten experimentellen Bedingungen nicht induziert worden.
2. Therapiestudien an gnotobiotischen Tieren sind problematisch, da Einflüsse, z. B. der Begleitflora, völlig außer acht gelassen werden müssen.
3. Die Immunologie des Minischweins ist im Vergleich zu anderen Experimentaltieren wenig erforscht. Diese Tatsache erschwert die weiteren Untersuchungen zu den zellulären und humoralen Infektabwehrmechanismen.

Literatur

1. Marshall BJ, Warren JR (1984) Unidentified curved bacilli in the stomach of patients with gastritis and peptic ulceration. Lancet i: 1311–1315
2. Koch R (1891) Über bakteriologische Forschung. In: Verhandlungen des 10. Internationalen Medizinischen Kongresses, Berlin 1890. Verlag A. Hirschwald, 35–47
3. Marshall BJ, Armstrong JA, McGechie DB, Glancy RJ (1985) Attempt to fulfil Koch's postulates for pyloric campylobacter. Med J Austr 142: 436–444
4. Morris A, Nicholson G (1987) Ingestion of Campylobacter pyloridis causes gastritis and raised fasting gastric pH. Am J Gastroenterol 82: 192–199
5. Ehlers S, Warrelmann M, Hahn H: In search of an animal model for experimental *Campylobacter pylori* infection: administration of *Campylobacter pylori* in rodents. Zbl Bakt Hyg A (in press)

6. Lambert JR, Borromeo M, Pinkard KJ, Turner H, Chapman DB, Smith ML (1987) Colonization of gnotobiotic piglets with *Campylobacter pyloridis* – an animal model? J Inf Dis 155: 1344
7. Kraft WG, Morgan DR, Leunk RD, Krakowka S (1988) An animal model of gastritis induced by *Campylobacter pylori*. In: Menge H, Greger M, Tytgat GNJ, Marshall BY (eds) *Campylobacter pylori*. Springer, Berlin Heidelberg New York

Diskussion

Prof. Ottenjann:

Darf ich mal fragen, gibt es spontane Ulkusbildungen beim Minischwein?

Dr. Ehlers:

Es gibt in allen Studien diese Kontrolltiere, sie bekommen keine Ulcera. Es gibt Berichte über spontane Ulkusbildung bei Ratten unter einer bestimmten Diät und unter bestimmten Stressbedingungen. Das haben wir auch versucht, aber es funktioniert nicht.

Prof. Ottenjann:

Aber soweit mir bekannt ist, kann das größere Schwein auch Ulcera haben und entwickeln.

Frage:

Ist die gnotobiotische Aufzucht nur notwendig, damit man weiß, daß diese Tiere keimfrei sind oder ist das auch notwendig für die Induktion der Infektion. Ich meine gelesen zu haben, daß bei Schweinen, die nicht gnotobiotisch aufgezogen werden, eine solche Infektion nicht induziert werden kann.

Dr. Ehlers:

Für die Infektion mit *Campylobacter pylori* ist das richtig. Das hat Kraft auch vorher durchgeführt, und es funktioniert nicht. Und das Andere ist, daß man davon ausgeht, daß es auch kreuzreagierende Antikörper gibt, die zu einer schnellen Keimelimination führen können. Deswegen Gnotobiose ohne jeglichen anderen Keim.

Neue Aspekte der morphologischen Gastritisdiagnostik im Lichte der *Campylobacter pylori*-Forschung

K. L. Heilmann

Einleitung

Die Wiederentdeckung der bakteriellen Besiedelung der Magenschleimhaut durch die mittlerweile als *Campylobacter pylori (C. P.)* klassifizierten Keime stellt auch den Morphologen vor neue Aufgaben und verleiht der in der Routine erstarrten histologischen Gastritisdiagnostik neue Aspekte. Neben der Beurteilung feingeweblicher Veränderungen zur Gastritisdiagnostik sollte der Nachweis der Mikroorganismen in der Magenschleimheit in jedem histologischen Labor möglich sein.

Welche Methoden stehen dem Morphologen zur Verfügung, sicher, zuverlässig und auch kostengünstig *Campylobacter pylori* in der Magenschleimhaut nachzuweisen?

Mit Hilfe der Elektronenmikroskopie gelingt es, nicht nur den Keim zu identifizieren, sondern auch die durch ihn verursachten Schäden an den Oberflächenepithelien und insbesondere an den Mikrovilli zu beurteilen (Abb. 1a und b). Mit Hilfe dieser Untersuchungstechnik ist es möglich, die Beziehungen von *C. P.* auch zu anderen Zellen der Magenschleimhaut darzustellen. Es gelang uns, *C. P.* in den Canaliculi von Belegzellen nachzuweisen, ein Befund der schon von Rollason [11] und Chen und Correa [3] erhoben werden konnte, und der Bedeutung gewinnt durch die wie von anderen Autoren [3, 12] nachgewiesenen gleichzeitig bestehenden degenerativen Veränderungen im Cytoplasma der Belegzellen (Abb. 2a und 2b). Ob die bei *C. P.* assoziierter Gastritis auftretende Hypochlorhydrie und die vielleicht als Gegenregulation entstehende Hyperchlorhydrie eine Rolle in der Genese des Ulcus duodeni spielen, muß noch offen bleiben [7, 9]. Die Elektronenmikroskopie muß jedoch der Forschung vorbehalten bleiben und eignet sich nicht als Routineverfahren.

Zur Darstellung des Campylobacter bieten sich wie für andere Spirillen Silberfärbungen an. Die bekannteste und daher auch von den Klinikern

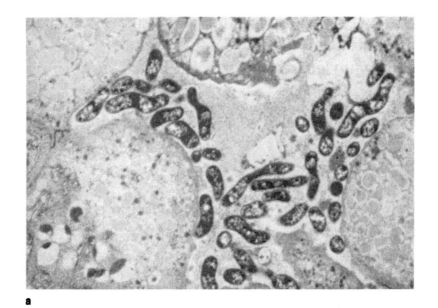

a

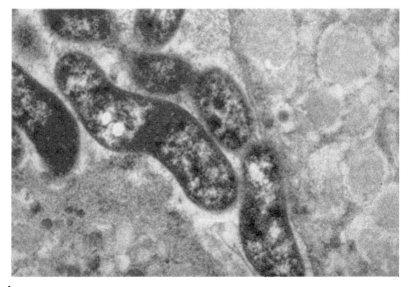

b

Abb. 1a, b. *Campylobacter pylori* auf der Oberfläche der Superficialzellen. Reduktion der Mikrovilli. Adhaerenz der Keime am Oberflächenepithel (EM 3000 mal und 12000 mal) (Abb. Prof. Dr. F. Borchard, Path. Inst. der Univ. Düsseld.)

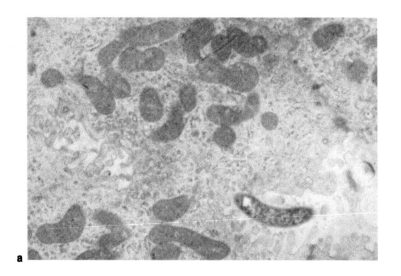

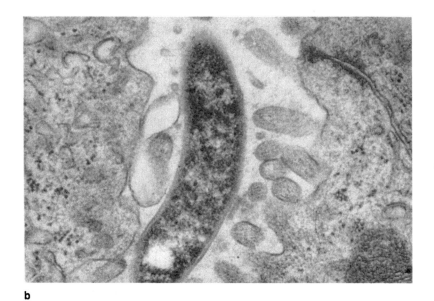

Abb. 2a, b. *Campylobacter pylori* im Canaliculus einer Belegzelle (EM 7000 mal und 20000 mal) (Abb. Prof. Dr. F. Borchard, Path. Inst. der Univ. Düsseld.)

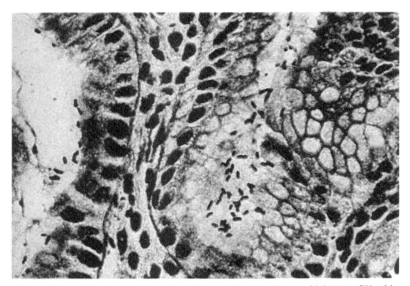

Abb. 3. Campylobacter auf dem Oberflächenepithel der Magenschleimhaut (Warthin-Starry-Silberfärbung, Vergrößerung ca. 400 mal)

vom Pathologen immer wieder verlangte Silberfärbung ist die Warthin-Starry-Färbung [1], die, wenn sie gelingt, ein sehr schönes Ergebnis mit deutlich sichtbaren, stark silberimprägnierten Keimen bietet (Abb. 3). Diese Färbung ist jedoch relativ umständlich, zeitaufwendig und häufig nicht immer in der gleichen Qualität herzustellen. In vielen Fällen kann es zu einer Ausfällung des Silbers und damit zu einer Erschwerung der Interpretation der Befunde kommen. Für eine Routinefärbung aller Magenschleimhautbiopsien ist die Warthin-Starry-Färbung daher nicht geeignet.

Bis jetzt relativ unbekannt ist die Steiner'sche Versilberung in der Modifikation von Garvey u. a. aus dem Jahre 1985 [4]. Auch hier sind die Bakterien bei einem relativ freien Hintergrund sehr gut zu identifizieren (Abb. 4). Diese Färbung ist wesentlich einfacher und weniger umständlich und zeitaufwendig als die Warthin-Starry'sche Färbung.

Aber auch hierbei handelt es sich um eine Silberfärbung mit den gleichen bekannten Nachteilen, wobei zusätzlich die nach Steiner gefärbten Präparate schon nach kurzer Zeit verblassen können. Recht gute Ergebnisse bietet eine modifizierte Giemsa-Färbung, bei der die Keime auf der Zelloberfläche gut sichtbar zu machen sind (Abb. 5). Weniger empfehlenswert, aber dennoch häufig erwähnt ist die Acridin-Orange-Färbung, bei der das Präparat zusätzlich fluoreszenzmikroskopisch beurteilt werden muß. All diese Färbungen haben den großen Nachteil, daß es sich um Sonderfärbun-

50

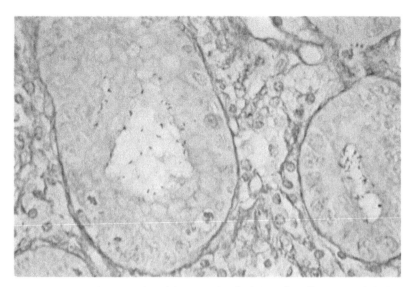

Abb. 4. Campylobacter in den Lichtungen der Grübchen (Versilberung nach Steiner, Vergrößerung ca. 250 mal)

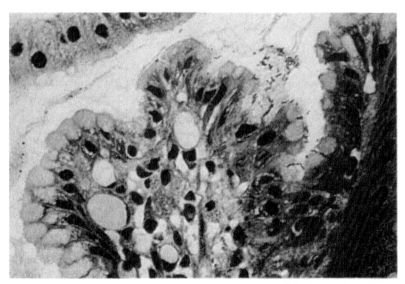

Abb. 5. Campylobacter auf dem Oberflächenepithel (Giemsa-Färbung, Vergrößerung ca. 400 mal)

51

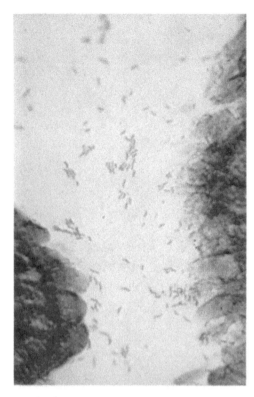

Abb. 6. Dichte Besiedelung der Oberfläche der Magenschleimhaut durch *Campylobacter pylori* (HE, Vergrößerung ca. 600 mal)

gen handelt, ein neuer Schnitt angefertigt, gesondert gefärbt und untersucht werden muß. Diese Prozedur ist zeitaufwendig, kostenintensiv und verteuert die einfache Routineuntersuchung beträchtlich.

Wir haben uns daher auf die routinemäßig angewandte HE-Färbung, bei der ein alkoholisches Hämatoxylin und Eosin verwandt wird, konzentriert, und ebenso wie andere die Erfahrung gemacht, daß sich diese Färbung durchaus zur Darstellung und zum Nachweis von *C. P.* eignet [2, 6, 12]. Voraussetzungen dafür sind dünne nicht über 4–5 μm dicke Schnitte, eine gute Färbung und vor allem die Untersuchung der Biopsate mit hochvergrößernden Objektiven und – wenn nötig – unter Ölimmersion. Mit Hilfe dieser Methoden gelingt es, *C. P.* in typischer Lokalisation in der Schleimschicht und auf den Oberflächenepithelien nachzuweisen (Abb. 6). Da es sogar gelingt, die typische Spirillenstruktur der Bakterien zu erkennen, ist diese Färbung ein sicherer Nachweis und in ihrer Spezifität den anderen Färbeverfahren ebenbürtig (Abb. 7).

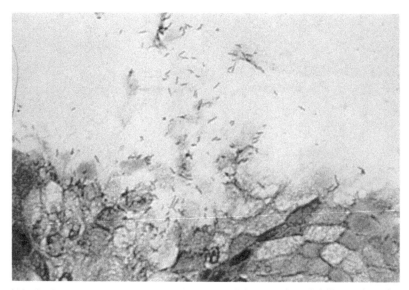

Abb. 7. Campylobacter auf der Oberfläche. Deutlich erkennbare Spirillenstruktur der Keime in der HE-Färbung (HE, ca. 600 mal)

Auch kleine Mengen von *C. P.* und einzelne Organismen sind durchaus zu sehen (Abb. 8). Selbst in der kompletten intestinalen Metaplasie sind entgegen den Angaben in der Literatur Organismen nachweisbar, wenn auch extrem selten. Wir finden *C. P.* sowohl oberhalb der Enterozyten als auch der Becherzellen (Abb. 9). Etwas häufiger tritt *C. P.* in der inkompletten Metaplasie Typ 1 auf. Dieser Typ der Metaplasie ist dadurch charakterisiert, daß sich im Oberflächenepithel lediglich sialomuzinproduzierende Becherzellen befinden, während die übrigen Epithelien die für den Magen üblichen und für *C. P.* verträglichen neutralen Schleime produzieren [5].

Daß auch wäßrige HE-Färbungen *C. P.*, wenn auch nur sehr schwach, erkennen lassen, ergab eine Vergleichsuntersuchung von Präparaten aus den Jahren, in denen eine derartige Färbung benutzt wurde. Um festzustellen, ob vor 6–8 Jahren, der *C. P.*-Befall ähnlich hoch war, wurden Biopsien aus diesen Jahren neu geschnitten und nach der alkoholischen HE-Färbung gefärbt. Es wurden aus den Jahren 1979, 1980 und 1981 zufällig 65 Fälle, bei denen Antrum- und Corpusbiopsien vorlagen, herausgegriffen. Hierbei fanden wir in 32, 40 und 45 Fällen eine *C. P.*-Besiedelung unterschiedlichen Ausmaßes, d. h. eine *C. P.*-Inzidenz bei unausgewählten Magenbiopsien von 49, 61 bzw. 67,5% (Tabelle 1), wobei diese Zahlen etwa denen entsprechen, die in der Literatur angegeben sind [8].

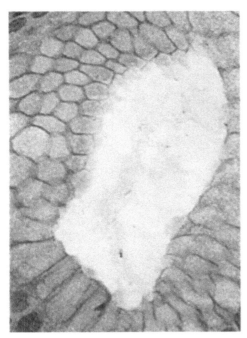

Abb. 8. Einzelne *Campylobacter pylori* in einem Magengrübchen (HE, ca. 400 mal)

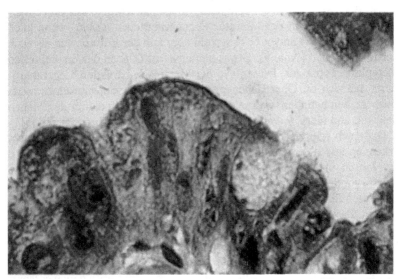

Abb. 9. Einzelne *Campylobacter pylori* oberhalb von Enterozyten und Becherzellen in einer intestinalen Metaplasie (HE ca. 500 mal)

Tabelle 1. Retrospektive Untersuchung der Campylobacter-Inzidenz in Magenbiopsien
C.P. Inzidenz am path. Inst. Landshut

		1979	1980	1981
n		65	65	67
CP+	n	32	40	45
	%	49,2	61,5	67,5

Der Vorteil der HE-Färbung liegt auch darin, daß es gelingt, in einem Vorgang die histologischen Veränderungen der Magenschleimhaut mit dem Bakterienbefall zu korrelieren. Bei der Routinebeurteilung von Magenbiopsien im Quartal 4/1987 zeigten sich in 1598 Magenbiopsien 693mal C. P., das sind 43,3%. Von 217 Biopsien mit einer Oberflächengastritis in der Anastomose waren in 54 Fällen, das sind 24,8%, C. P.-Befall in der Anastomosenschleimhaut oder im Restmagen nachzuweisen (Tabellen 2 u. 3).

Tabelle 2. Campylobacter-Inzidenz in der Routinediagnostik
C.P. Inzidenz in der Routine-Diagnostik (10./11. 87)

	n	%
Biopsien	1598	–
O.B.	432	27,0
OFL.GA.	1010	63,2
ATR.GA.	156	9,7
C.P.	693	43,3

Tabelle 3. Campylobacter-Inzidenz im operierten Magen
C.P. Inzidenz in der Routine-Diagnostik (3.–10. 87)

Anastomose + Restmagen

OFL.GA		C.P.	
n		n	%
217		54	24,8

Eigene Ergebnisse

Magenbiopsien von 200 Patienten aus dem Eingangsgut des Pathologischen Instituts Landshut wurden näher untersucht und aufgeschlüsselt. Bei 105 dieser Patienten, das sind 52,5%, war ein C. P.-Befall nachzuweisen. Wie schon in der Literatur häufig beschrieben, zeigte sich auch in unserem Patientengut eine Progredienz des Campylobacter-Befalls mit steigendem Alter [10], wobei es insbesondere zu einem steilen Anstieg zwischen dem 5.

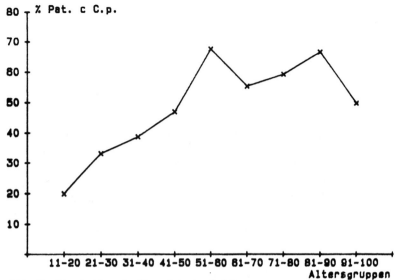

Abb. 10. Altersinzidenz des Campylobacter-Befalls

und 6. Lebensjahrzehnt kommt (Abb. 10). Bei der floriden Gastritis, d. h.
eine Gastritisform, die durch eine Infiltration mit polymorphkernigen Leukozyten gekennzeichnet ist, finden wir in 67% *C. P.* Bei der chronischen,
nur durch lymphozytäre Infiltrate charakterisierten Gastritis sind in 37%
Keime auf der Oberfläche nachzuweisen. Wenn man sowohl die leukozytären Infiltrate als auch den *C. P.*-Befall quantitativ in 3 Stufen einteilt, zeigt
sich lediglich in einem Drittel der Fälle eine vollständige Übereinstimmung,
während in einem Drittel keine quantitative Übereinstimmung zwischen
Intensität der leukozytären Infiltrate und dem *C. P.*-Befall vorliegt. Deutlich wird dieses Mißverhältnis auch an 2 Fällen, die jeweils über 4 Jahre
bioptisch verfolgt und nachuntersucht wurden. In einem Fall geht die leukozytäre Infiltration der Besiedelung der Magenschleimhaut voraus, während
im anderen Fall die Keime in einer lymphozytär infiltrierten Magenschleimhaut auftreten.

35 Patienten zeigen keine entzündlichen Infiltrate in der Mukosa. Von
diesen finden sich 9% in der Campylobacter- und 91% in der nicht Campy-
lobacter-infizierten Gruppe. Von den Fällen, die lediglich lymphozytäre
Infiltrate aufweisen, zeigen sich 35% in der *C. P.*-positiven und 64% in der
C. P.-negativen Gruppe. Wiederum hochsignifikant häufig treten lympho-
und leukozytäre Infiltrate in 66% der *C. P.* und nur in 34% der nicht-*C. P.*-

Tabelle 4. Morphologische Charakteristika der Antrumschleimhaut mit und ohne Campylobacter-Befall
Morphologie der Antrumschleimhaut mit und ohne C. P. Befall (n 188)

		CP+		CP –	
	n	n	%	n	%
Kein Inf.	35	3	8,6**	32	91,4**
Lymph. Inf.	45	16	35,6*	29	64,4*
L. Leuc. In.	106	70	66**	36	34**
Erosionen	9	5	55,6	4	44,4
U. ventr.	9	4	44,4	5	55,6
U. duod.	13	11	84,6**	2	15,4**
Int. Met.	40	23	57,5	17	42,4

* p < 1%; ** p < 0,1%

tragenden Gruppe auf. Erosionen und Ulcera sind in beiden Gruppen im Antrum etwa gleichhäufig, während das Ulcus duodeni in 84% C. P.-Befall im Antrum aufweist. Wie zu erwarten, ist das Verhalten der intestinalen Metaplasie im Antrum unbeeinflußt vom C. P.-Befall. Die Corpusschleimhaut verhält sich ähnlich. Im Gegensatz zum Antrum treten hier jedoch C. P. ohne entzündliche Infiltrate nicht auf. Beim Ulcus ventriculi finden wir in 85% in der Corpusschleimhaut einen C. P.-Befall (Tabelle 5 u. 6).

Tabelle 5. Morphologische Charakteristika der Corpusschleimhaut mit und ohne C. P.-Befall
Morphologie der Corpusschleimhaut mit und ohne C. P. Befall (n 148)

		CP +		CP –	
	n	n	%	n	%
Kein Inf.	34	0	0**	34	100**
Lymph. Inf.	38	15	39,5	23	60,5
Ly. Leuc. Inf.	75	51	68,0**	24	32,0**
Erosionen	7	0	0**	7	100**
U. ventr.	7	6	85,7*	1	14,3*
U. duod.	10	8	80,0**	2	20,0**
Int. Met.	13	3	23,1*	10	76,9*

* p < 1%; ** p < 0,1%

Tabelle 6. Klassifikation der Gastritis (modifiziert nach Whitehead)
Klassifikation der Gastritis

Schleim-hauttyp	Grad	Aktivität	Metaplasie		CP
Antrum	Oberflächen	Ruhend		Komplett	I
		Aktiv-floride	Intestinal		I pos. II
		chron.		Inkomplett	
					II III
Corpus	Atrophisch	Ruhend	Pseudo-pylorisch		
		Aktiv-floride			
		chron.			

C. P.- und nicht-C. P.-assoziierte Gastritis.
Eine neue ätiologische und morphologische Einteilung

Es ist sicherlich demnach gerechtfertigt, eine *C. P.*-und nicht-*C.P.*-assoziierte Gastritis zu unterscheiden, wobei nicht nur morphologische sondern auch epidemiologische Unterschiede zutage treten. Die *C. P.*-assoziierte Gastritis ist charakterisiert durch das leukozytenhaltige Infiltrat, während die nicht-*C. P.*-assoziierte Gastritis vorwiegend lymphozytäre Infiltrate in der Lamina propria aufweist. Ulcera duodeni finden sich vorwiegend bei der *C. P.*-assoziierten Gastritis, während bei Ulcera ventriculi im Antrum der *C. P.*-Befall auch im Corpus nachzuweisen ist. Die allgemeine Altersinzidenz der Gastritis in unserem Untersuchungsgut entspricht den Erkenntnissen in der Literatur [14]. Die *C. P.*-assoziierte Gastritis verhält sich parallel zur Gesamtgastritisgruppe, zeigt also den schon erwähnten Anstieg mit steigendem Lebensalter. Die nicht-*C. P.*-assoziierte Gastritis zeigt ein vom Lebensalter unabhängiges Auftreten mit einer relativ gleichbleibenden Inzidenz im Antrum und Schwankungen in der Corpusschleimhaut (Abb. 11). Die intestinale Metaplasie, insbesondere in der Corpusschleimhaut, charakterisiert die nicht-*C. P.*-assoziierte Gastritis, wie die bekannte Gastritis vom Typ A [15]. Daneben scheinen jedoch noch andere Entzündungsformen im Magen zu existieren, die keine *C. P.*-Assoziation aufweisen. Intraepitheliale Lymphozyten, z.B., die eine insbesondere bei Männern im mittleren Lebensalter auftretende bis jetzt nicht beschriebene Gastritisform zu charakterisieren scheinen, sind offensichtlich ein Schutz gegenüber *C. P.*-Befall, da bei dieser Gastritisform wir trotz zusätzlicher leukozytärer Infiltrate keinen *C. P.*-Befall nachweisen konnten.

Es scheint demnach, daß die Gastritis einer neuen ätiologischen und morphologischen Einteilung bedarf und daß selbst akzeptierte Formen wie

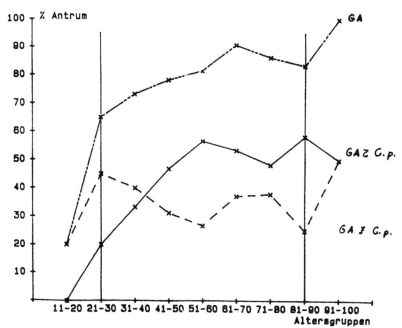

Abb. 11. Altersinzidenz der Gastritis im Antrum. GA = alle Gastritisfälle, GACP = Campylobacter-assoziierte Gastritis, GASCP = nicht-campylobacter-assoziierte Gastritis

die Einteilung in eine Gastritis vom Typ A und B wie von Strickland und Mackay [15] vorgeschlagen, neu überdacht werden müssen. Selbst ätiologisch bis jetzt scheinbar abgeklärte Formen wie die Gastritis, die mit der Einnahme von nichtsteroidalen Antirheumatica assoziiert ist, zeigen, wie eine eigene Untersuchung ergab, in bis zu 50% eine *C. P.*-Besiedelung im Oberflächenepithel. Man sollte sich daher zunächst an eine rein morphologische Einteilung der Gastritis halten, wie von Whitehead [16] u. a. vorgeschlagen wurde. In diese Einteilung gehen der Schleimhauttyp, der Grad der Entzündung, die Aktivität und der Typ der Metaplasie ein (Tabelle 6).

Der Schleimhauttyp entspricht der topografischen Angabe, ob die Gastritis im Antrum oder Corpus lokalisiert ist. Der Grad der Entzündung wird durch die Bezeichnung Oberflächen- oder atrophische Gastritis charakterisiert. Bei der Aktivität unterscheiden wir ruhende Formen und aktive Formen. Die ruhende Form einer Gastritis ist durch lymphozytäre Infiltrate und Fehlen degenerativer oder proliferativer Epithelveränderungen gekennzeichnet.

Die aktive Form muß unterschieden werden in eine akute bzw. floride und in eine chronisch aktive Form. Bei der akuten bzw. floriden aktiven Gastritis zeigen sich die charakteristischen leukozytären Infiltrate im Bereich der Grübchen, während bei der chronisch aktiven Form lymphozytäre Infiltrate mit proliferativen Prozessen im Grübchengrund zu sehen sein sollten.

Daher ist die bis jetzt allgemein übliche Bezeichnung chronisch aktive Gastritis für die Campylobacter-assoziierte Gastritis nicht korrekt. Weiterhin sollte unterschieden werden zwischen den verschiedenen Formen der intestinalen Metaplasie, kompletter, inkompletter Typ, I oder II, oder der pseudopylorischen Metaplasie im Corpus. Der *C. P.*-Befall sollte ebenfalls in die Einteilung der Gastritis Eingang finden und möglichst quantitativ dargestellt werden.

Zusammenfassung

Die Wiederentdeckung der Bakterienbesiedelung der Magenschleimhaut hat neues Leben in die Gastritisforschung gebracht, wobei wir sicherlich neue Erkenntnisse in Ätiologie und Pathomechanismus der Gastritis gewinnen können. Es besteht kein Zweifel, daß Campylobacter zumindest eine floride akute oder aktiv akute Gastritis auslösen kann und sicherlich eine bedeutungsvolle ätiologische Rolle beim Ulcus duodeni und vielleicht auch beim Ulcus ventriculi spielt.

Literatur

1. Bancroft JD, Stevens A (eds) (1977) Theory and Practice of Histological Techniques. Churchill Livingstone, Edinburgh London New York
2. Blaser MJ (1987) Gastric Campylobacter-like Organisms, Gastritis and Peptic Ulcer Disease. Gastroenterol 93: 371–383
3. Chen XG, Correa P, Offerhaus J, Rodriguez E, Janney F, Hoffmann E, Fox J, Hunter F, Diavolitsis S (1986) Ultrastructure of the Gastric Mucosa Harboring Campylobacter-Like Organisms. Am J Clin Path 86: 575–582
4. Garvey W, Fathi A, Bigelow F (1985) Modified Steiner for the Demonstration of Spirochetes. J Histotech 8: 15–17
5. Jass JR (1980) Role of Intestinal Metaplasia in the Histogenesis of Gastric Carcinoma. J Clin Path 33: 801–809
6. Karttunen T, Niemelä S, Lehtola J, Heikkilä J, Mäentausta O, Räsänen O (1987) Campylobacter-Like Organisms and Gastritis: Histopathology, Bile Reflux, and Gastric Fluid Composition. Scand J Gastroenterol 22: 478–486
7. Marshall BJ (1986) Campylobacter Pyloridis and Gastritis. J Inf Dis 153: 650–657

8. Marshall BJ, McGechie DB, Rogers PA, Glancy RJ (1985) Pyloric Campylobacter Infection and Gastroduodenal disease. Med J Aust 142: 439–444
9. Ramsey EJ, Carey KV, Peterson WL (1979) Epidemic Gastritis with Hypochlorhydria. Gastroenterol 76: 1449–1457
10. Rawles JW, Paull G, Yardley JH (1986) Gastric Campylobacter-Like Organisms (CLO) in a U.S. Hospital Population. Gastroenterol 90: 1599
11. Rollason TP, Stone J, Rhode JM (1984) Spiral Organisms in Endoscopic Biopsies of the Human Stomach. J Clin Path 37: 23–26
12. Schaefer HE (1987) Das Licht- und Elektronenmikroskopische Erscheinungsbild der Campylobacter-Gastritis unter besonderer Berücksichtigung des Aspektes der praktischen Diagnostik. 1. Münchner Campylobacter pylori-Symposium
13. Schaefer HE, Kist M (1986) Die Campylobacter Pyloridis Gastritis. Verh. Dtsch Ges Path 70: 565
14. Siurala M, Isokoski M, Varis K, Kekki M (1968) Prevalence of Gastritis in a Rural Population. Bioptic Study of Subjects selected at Random. Scand J Gastroenterol 3: 211–23
15. Strickland RG, Mackay JR (1973) A reappraisal of the Nature and Significance of Chronic Atrophic Gastritis. Amer J Dig Dis 18: 426–435
16. Whitehead R, Truelove SC, Gear MW (1972) The Histological Diagnosis of Chronic Gastritis in fiberoptic Gastroscope Biopsy Specimens. J Clin Pathol 25: 1–11

Diskussion

Prof. Ottenjann:

Die Oberflächengastritis und die atrophische Gastritis nach Elster sind geblieben, diese Einteilung bestimmt den Grad der Gastritis. Wie ist jetzt aktiv und akut interpretiert, heißt aktiv und akut dasselbe?

Prof. Heilmann:

Wir müssen es so sehen, daß wir das „Aktive" noch unterteilen in akut und chronisch. Bei der aktiv akuten Gastritis haben wir leukozytäre Infiltrate und das hat Whitehead als erster 1972 beschrieben. Er definiert die chronisch Aktive Gastritis so, daß am Grübchengrund proliferative Tendenzen auftreten, eine Zunahme der Kernanfärbbarkeit, Aufzweigung der Foveolen und dichte lymphozytäre Infiltrate. Das charakterisiert die chronisch Aktive, die nicht für die Campylobacter-Gastritis typisch ist.

Dr. Malfertheiner:

Inwiefern ist der Grad der Gastritis abhängig von der neutrophilen und der lymphozytären Infiltration?

Prof. Heilmann:

Die Zellen führen ja nicht zur Atrophie, sondern die Zellen sind nur ein Zeichen der Entzündung. Zur Zerstörung des Gewebes tragen wahrscheinlich zum Großteil doch andere Faktoren bei. Die leukozytären Infiltrate bedingen wahrscheinlich nicht die Chronizität, sondern sind nur ein Zeichen des zusätzlichen Reizes.

Prof. Ottenjann:

Möglich scheint, daß der Campylobacter die Akuität des Prozesses induziert oder veranlaßt, daß er andererseits aber die chronischen Veränderungen wohl doch nicht beeinflußt. Es gibt entsprechende Untersuchungen zur

Rückbildung selbst der atrophischen Gastritis, durch eine gegen den Campylobacter gerichtete Behandlung. Eigentlich müßte man jedes Biopsie-Partikel halbieren und es einmal auf Campylobacter und das andere Mal histologisch untersuchen. Nur so kommen wir tatsächlich weiter, denn die fleckförmige Gastritis ist einfach ein Phänomen mit einer Häufigkeit von 20–30 Prozent, in den Arealen Fundus und Antrum ganz unterschiedlich ausgeprägt. Ich glaube, daß die chronischen Veränderungen nicht beeinflußbar sind. Was beeinflußbar ist, ist die leukozytäre polymorphe Infiltration. Sehen Sie das auch so?

Prof. Heilmann:

Das sehe ich auch so. Wir versuchen gerade die Campylobacter assoziierten Gastritiden zurückzuverfolgen. Wir können jetzt ein Krankengut von 10 Jahren überblicken.

Dr. Börsch:

Die Diskussion zeigt die Korrelation zwischen Campylobacter und Aktivität der Gastritis. Es gibt sehr unterschiedliche Befunde. Marshall sagt, wenn Campylobacter da ist, ist immer eine aktive Gastritis da. Das kann ja offensichtlich nur deswegen sein, weil er jeden neutrophilen Granulozyten in der gesamten Mukosa als Aktivitätszeichen sieht und wertet. Andere britische Autoren, in dem Fall Johnson, finden die aktive Gastritis sehr viel seltener, da sind nur die neutrophilen von Bedeutung, die direkt infiltriert werden. Da sollte man ein Wort der Ergänzung sagen, ob für Sie Aktivität die gesamte Mukosa bedeutet oder nur das Epithel.

Prof. Heilmann:

Für mich bedeutet Aktivität Vorgänge in der gesamten Mukosa, nicht nur in den Epithelien, aber ich finde Campylobacter auch in Mägen, die überhaupt nicht darauf reagieren. Es scheint wirklich auch ein individuelles Reaktionsmuster gegen diesen Keim zu geben. Wir haben das genau untersucht und finden Mägen ohne polymorphkernige Leukozyten, in der Schleimhaut jedoch eine dichte Campylobacter-Besiedlung.

Prof. Ottenjann:

Sicherlich darf man sagen, daß der Campylobacter nicht die alleinige Ursache für entzündliche Veränderungen der Magenschleimhaut ist. Ich glaube, so kühn wäre auch keiner das zu behaupten. Es gibt sicher, nach wie vor, exogene Faktoren, die eine Rolle spielen und endogene Faktoren, somit auch individuelle Faktoren bei der Entstehung der Gastritis und der Ausprägung des Schweregrades der Akuität, die eine Rolle spielen.

Dr. Gregor:

Es muß nicht allein ein ausschließliches individuelles Reaktionsmuster geben, sondern von Bedeutung scheint die antigene Variation in diesem Campylobacter-Genus. Es gibt sicherlich Campylobacter mit Virulenzfaktoren, die wir heute noch nicht kennen, die für diese pathogenetischen Veränderungen verantwortlich sind. Andere haben diese nicht und damit auch keine Gastritis.

Prof. Heilmann:

Das finde ich richtig, ich habe dabei die unterschiedliche Virulenz nicht bedacht, das kann ich natürlich auch nicht beurteilen.

Dr. Gregor:

Anhand monoklonaler Antikörper sind wir dabei, eine derartige Differenzierung herzustellen. Wobei es sehr problematisch ist und es lediglich abhängt von der Zahl monoklonaler Antikörper, bzw. der Zahl antigener Targets, die man untersucht. Aber es gibt sicherlich Fälle, wo wir Biopsien finden, in denen Campylobacter nachweisbar sind mit der Mikrobiologie und mit dem CLO-Test, die mit verschiedenen monoklonalen Antikörpern nicht nachweisbar sind, mit anderen aber wohl nachweisbar sind. Das heißt, wir haben sicherlich in verschiedenen Campylobacter-Invasionen Fälle, wo Antigene vorhanden sind und andere Fälle, wo sie nicht vorhanden sind. Inwieweit das mit der Klinik und der Pathologie korreliert, kann ich zum Zeitpunkt überhaupt nicht sagen.

Prof. Ottenjann:

Darf ich noch kurz eine Frage stellen, Herr Heilmann, die englische Gruppe um Wyatt, eine Pathologin, hat geglaubt, eine Reflux-Gastritis, also eine histologisch typische Gastritis aufzuzeigen. Hier soll die foveoläre Hyperplasie und noch eine mäßige Infiltration mit Lymphozyten überwiegen. Ist Ihrer Erfahrung nach eine solche separate Form mit spezieller Pathogenese aufzuzeigen?

Prof. Heilmann:

Wenn man die Gastritis im Anastomosenbereich des *resezierten* Magens untersucht, die ja angeblich refluxbedingt sein soll, dann kann man das bestätigen. Wir sehen auch solche Formen im Antrum, aber alleine aus einem Biopsat können Sie es noch nicht unterscheiden.

Frage:

Kann man den C.p. auch in der normalen Färbung der Histopräparate erkennen?

Prof. Heilmann:

Das sollte ich noch dazu sagen, nicht nur die HE-Färbung ist wichtig, sondern wir müssen mit hochvergrößernden Objektiven arbeiten. Mit der Erfahrung, die wir angesammelt haben, sehen wir den Campylobacter jetzt schon bei niedrig vergrößernden Objektiven, aber das ist natürlich nicht gut, sondern man sollte mindestens das 40er Objektiv benutzen und bei Zweifelsfällen Ölimmersion, anders können wir den Keim nicht sicher nachweisen.

Zur Epidemiologie, Prävalenz, Histopathologie und klinischen Symptomatik der *Campylobacter pylori*-Besiedlung

M. Kist

Einleitung

Wenn ich heute hier in München über eine epidemiologische Studie [4] zur *Campylobacter pylori*-Infektion spreche, so möchte ich dies nicht tun, ohne eingangs dem Arzt Theodor Escherich meine Referenz zu erweisen, der vor nunmehr einem Jahrhundert im von Hauner'schen Kinderspital hier in dieser Stadt wirkte. Ich halte Escherich im Hinblick auf das heutige Thema in zweifacher Hinsicht für bedeutsam.

Zum einen war er der erste, der spiralförmige Bakterien im Darm durchfallskranker Kinder beschrieben hat. Somit ist Escherich als Entdecker der heute als *Campylobacter jejuni/coli* bekannten Durchfallserreger anzusehen [2].

Der zweite Grund, warum ich Escherich erwähne, ergibt sich daraus, daß er in einer Weise, die heute kaum mehr nachvollziehbar ist, mehrere medizinische Fachrichtungen, nämlich die des klinisch tätigen Arztes, des Mikrobiologen und Pathologen in seiner Person vereinigte. Gerade die Infektionen durch *C. pylori* fordern meines Erachtens, wie wenige andere Krankheitsbilder die Zusammenarbeit dieser drei Fachrichtungen. Auch die Fall-Kontrollstudie, die ich Ihnen heute vorstellen will, ist das Ergebnis einer solchen interdisziplinären Zusammenarbeit.

Folgende Fragen wurden gestellt:
1. Wie häufig ist *C. pylori* bei gastroskopierten Patienten?
2. Mit welchen Krankheitsbildern ist der Erreger assoziiert?
3. Gibt es epidemiologische Risikofaktoren, die einen Hinweis auf Übertragungswege oder Infektionsquellen erlauben?
4. Ist eine typische klinische Symptomatik erkennbar?
5. Ist der Erreger mit typischen histopathologischen Parametern assoziiert? und schließlich
6. Inwieweit läßt sich mit der Technik des Immunoblottings [5] eine spezifische Immunantwort nachweisen?

Methodik

Die Studie wurde unter Mitarbeit der gastroenterologischen Abteilungen von sechs Kliniken und einem niedergelassenen Gastroenterologen durchgeführt (s. unten). Die histologischen Untersuchungen erfolgten im Pathologischen Institut der Universität Freiburg und in einem pathologischen Privatinstitut. Patienten, die zur gastroskopischen Untersuchung kamen, wurden an bestimmten festgelegten Tagen prospektiv in die Untersuchung einbezogen. Drei Parallelbiopsien – jeweils eine für die histopathologische, jeweils eine für die mikrobiologische Untersuchung – wurden an definierten Stellen der Magenmukosa (Antrum, Angulus, Corpus) entnommen. Magensaft und Serum des Patienten wurden pH-metrisch beziehungsweise serologisch untersucht. Von jedem Patienten wurden anamnestische, epidemiologische und klinische Angaben mit einem standardisierten Fragebogen erhoben und zusammen mit den standardisierten histopathologischen, mikrobiologischen und endoskopischen Befunden computergestützt ausgewertet.

Ergebnisse

Zur *Häufigkeit* von *C. pylori*. Wir fanden *C. pylori* in einem unausgewählten Patientengut in durchschnittlich 56%, häufiger bei Männern als bei Frauen (Abb. 1). Ein Duodenalulkus war in 83%, ein Magenulkus in 73% und eine chronische Gastritis in 67% mit dem Erreger assoziiert. Wurde nur die chronisch-aktive Oberflächengastritis betrachtet, ergab sich eine Assozia-

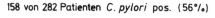

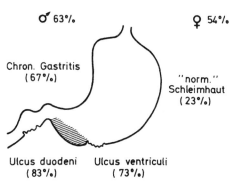

158 von 282 Patienten *C. pylori* pos. (56%)

♂ 63%   ♀ 54%

Chron. Gastritis (67%)

"norm." Schleimhaut (23%)

Abb. 1. Praevalenz von *Campylobacter pylori* bei Patienten mit Gastritis, peptischer Ulkuskrankheit oder normaler Magenmukosa

Ulcus duodeni (83%)   Ulcus ventriculi (73%)

Chron. aktive Oberflächengastritis: 82%

Tabelle 1. Einfluß der *Biopsielokalisation* auf die Korrelation zwischen *C. pylori*-Nachweis und histologischem Befund

Biopsie Lokalisation	Befund	Pathologie 1	Pathologie 2	Alle
Antrum	*C. p.* pos. + normale Mucosa	2 (3%)	3 (6%)	5 (4%)
	C. p. pos. + pathol. Mucosa	68 (97%)	49 (94%)	117 (96%)
Corpus	*C. p.* pos. + normale Mucosa	10 (18%)	10 (25%)	20 (21%)
	C. p. pos. + pathol. Mucosa	57 (82%)	40 (75%)	97 (79%)

tion von 82%. Andererseits wurden in 23% der als histologisch normal beschriebenen Biopsien *C. pylori* nachgewiesen.

Um den letzteren – für uns auffälligen – Befund weiter abzuklären, wurde die Assoziation zwischen normaler Schleimhaut und positivem Erregernachweis getrennt für die Antrum- und Corpusbiopsien sowie aufgeschlüsselt nach pathologischem Institut untersucht (Tabelle 1).

Es ergaben sich sowohl Unterschiede hinsichtlich der histopathologischen Untersucher als auch besonders deutlich in Abhängigkeit von der Biopsielokalisation (Antrum: 4% vs. Corpus 21%). Dieser Befund wirft die Frage auf, ob dabei möglicherweise, verursacht durch das Durchziehen der Biopsiezange durch den Biopsiekanal, eine Kontamination einer histologisch normalen Corpusbiopsie durch Bakterien aus der zuvor biopsierten, mikrobiell befallenen Antrumschleimhaut erfolgen kann.

Zur Erkennung *epidemiologischer* Risikofaktoren wurden Daten zum Rauchverhalten, Kaffee-, Tee-, Bier- und Weingenuß, weiterhin zu verschiedenen Eßgewohnheiten erhoben. Für keine dieser Risikofaktoren fand sich eine signifikante Assoziation. Die Infektionsquellen und Übertragungswege von *C. pylori* bleiben somit auch weiterhin ungewiß. Eine Assoziation mit einer bestehenden Immunsuppression ließ sich nicht bestätigen (Tabelle 2). Wir fanden allerdings eine negative Korrelation zwischen Keimnachweis und vorausgegangener Magenoperation sowie der Verabreichung von Antibiotika während 14 Tagen vor der Gastroskopie. Der erstgenannte Befund geht möglicherweise auf das Fehlen des operativ entfernten

Tabelle 2. *Campylobacter pylori*-Infektion. Epidemiologische Risikofaktoren

Risikofaktor	odds ratio[a]	p-Wert[a]
Rauchen (≥ 20/d)	1,3	n. s.
Kaffee (≥ 0,5 l/d)	1,5	n. s.
Tee (≥ 0,5 l/d)	0,8	n. s.
Bier (≥ 1 l/d)	1,5	n. s.
Wein (≥ 0,5 l/d)	5,5	n. s.
Spirituosen	1,3	n. s.
Verschiedene Eßgewohnheiten	1	n. s.
Immunsuppression	0,6	n. s.
Magenoperation	0,3	< 0,05
Antibiotika	0,4	< 0,05

[a] Vierfelder-Test; n. s. = nicht signifikant

Tabelle 3. *Campylobacter pylori*-Infektion. Klinisches Bild

Symptom	odds ratio [a]	p-Wert [a]
Magenschmerzen	1,3	n. s.
Druckschmerzen	4,5	n. s.
Völlegefühl	1,1	n. s.
Sodbrennen	1,3	n. s.
Übelkeit	1,3	n. s.
Erbrechen	1,6	n. s.
Fieber	1,2	n. s.
Kopfschmerzen	1,2	n. s.
„schlechter Geschmack"	2,8	< 0,05

[a] Vierfelder-Test; n. s. = nicht signifikant

Antrumbereichs als wichtigstem Keimbiotop zurück, die zweite Korrelation war zu erwarten und konnte bestätigt werden.

Die Suche nach einer typischen *klinischen Symptomatik* der Campylobacter-assoziierten Gastritis gestaltete sich erwartungsgemäß schwierig. Mit einer Reihe klinischer Symptome ließ sich mit der logistischen Regressionsanalyse keine signifikante Assoziation erkennen. Auffällig waren lediglich abdominelle Druckschmerzen (Tabelle 3). Lediglich ein von den Patienten subjektiv empfundener „schlechter Geschmack" (foetor ex ore) zeigte auch in der multivariaten Auswertung eine signifikante Assoziation zum Erregernachweis. Diesem Befund sollte auch wegen seiner möglicherweise epidemiologischen Relevanz im Hinblick auf eine Verbreitung der Erreger über die Mundhöhle des Erkrankten weiter nachgegangen werden.

Um *erregerspezifische histopathologische Veränderungen* zu erkennen, wurden die histologischen Präparate nach einem standardisierten Raster-

Tabelle 4. Korrelation von *C. pylori* mit histologischen Befunden

Histologischer Befund	Gesamt (n)	% *C. pylori* pos. Biopsien	odds ratio[a]	p-Wert[a]
neutrophile Granulozyten	231	81,0	7,5	< 0,001
Epitheldurchwanderung	165	85,5	8,6	< 0,001
Plasmazellen	433	63,7	4,9	< 0,001
Lymphozyten	441	62,6	4,3	< 0,001
oberflächliche Epitheldefekte	32	87,5	6,4	< 0,01
foveoläre Hyperplasie	279	68,5	3,1	< 0,001

[a] Vierfelder-Test gegen negative Befunde   Kist, 1987

muster ausgewertet und beurteilt. Die computergestützte Analyse der entsprechenden Daten aus 433 Biopsaten erfolgte ebenfalls mit logistischen Regressionsverfahren. Tabelle 4 zeigt die wesentlichen Befunde. Das Vorkommen von *C. pylori* war hochsignifikant korreliert mit dem Nachweis von Granulozyten, insbesondere in Kombination mit einer Epitheldurchwanderung der Entzündungszellen. Weitere hochsignifikante Assoziationen ergaben sich mit dem Auftreten von Lymphozyten und Plasmazellen und einer foveolären Hyperplasie sowie geringergradig mit dem Nachweis oberflächlicher Epitheldefekte.

Möglichkeiten einer *serologischen Diagnose* der *C. pylori*-Infektion.

Seren von Patienten mit einer *C. pylori*-Infektion sowie von verschiedenen Kontrollkollektiven wurden im Immunoblotting-Verfahren untersucht (Tabelle 5). Einzelheiten zur Methodik und den Ergebnissen dieser Untersuchungen sind in einer gesonderten Publikation dargestellt [1].

Tabelle 5. Serumantikörper (%) gegen verschiedene *C. pylori*-Hauptantigene bei Patienten und Kontrollgruppen

Seren Herkunft	n	Ig-Klasse	*C. pylori*-Hauptantigene (kDa)			
			120	88	56	33
Patienten mit *C. pylori*	63	IgG	82	57	95	28
		IgA	73	25	81	11
		IgM	47	38	63	1
Patienten ohne *C. pylori*	31	IgG	22	19	32	0
Studenten	18	IgG	16	16	66	27
Kinder (< 12 J.)	18	IgG	11	0	27	16

C. pylori-Stämme wurden in der Polyacrylamidgelelektrophorese (PAGE) aufgetrennt. Das Proteinbandenmuster der einzelnen Stämme war weitgehend ähnlich. Auffällig war ein 120 kDa Protein, das in der direkten Proteinfärbung nur als schwache Bande in Erscheinung trat, mit Patientenseren jedoch eine deutlich und offenbar Spezies-spezifische immunologische Reaktion zeigte. Nach bisherigen Ergebnissen handelt es sich bei diesem 120 kDa Protein wahrscheinlich um ein oberflächenassoziiertes Antigen, das sowohl Antikörper der IgG- als auch der IgA-Klasse induziert [1].

Tabelle 5 zeigt beispielhaft, daß es für die serologische Diagnose der Campylobacter-Infektion offenbar geeignete und weniger geeignete Antigene gibt. Als geeignete Antigene sind solche anzusehen, die möglichst nicht mit anderen Bakterienantigenen kreuzreagieren und dennoch bei Infizierten möglichst regelmäßig die Bildung von Antikörpern induzieren können. Diese Eigenschaften treffen z. B. weitgehend auf die Proteinantigene von 120 kDa und 88 kDa zu. So reagierten 82% der Seren von Patienten mit einer *C. pylori*-Infektion mit dem 120 kDa Protein, dagegen nur 22%, 16% resp. 11% der Seren von gastroskopierten Patienten ohne *C. pylori*-Nachweis, von Studenten bzw. von Kindern unter 12 Jahren.

Dem gegenüber zeigten Proteinantigene aus dem 56- bzw. 35 kDa-Bereich ein inhomogenes Reaktionsmuster und reagierten relativ häufig mit Seren der drei Kontrollgruppen.

Für die Zukunft müssen sicher noch weitere Anstrengungen unternommen werden, geeignete Antigene zu identifizieren, zu isolieren und damit spezifische serodiagnostische Verfahren zu etablieren.

Zusammenfassung

In der vorliegenden Studie werden die Fragen nach der Häufigkeit von *C. pylori* sowie der spezifischen Assoziation des Erregers mit histopathologischen Veränderungen der Magenmucosa beantwortet. Zur klinischen Symptomatik und zur serologischen Diagnose ergaben sich weiterführende Anhaltspunkte, während die Infektionsquellen und Übertragungswege weiterhin offene Fragen bleiben.

Anmerkung: Für die Mitarbeit an der Studie danken wir besonders den Gastroenterologen U. Brandt, W. Dischler, J. F. Fröhlich, H. Kunert, J. Nolte, J. Pausch und R. Salm, den Pathologen H. K. Koch und H. E. Schaefer sowie den Kollegen Heike Freidank und M. Volk.

Literatur

1. Apel I, Jacobs E, Kist M, Bredt W (1988) Immunantwort von Patienten gegen das 120 kDa-Oberflächenprotein von *Campylobacter pylori*. Zbl Bakt Hyg 268: 271–276 A
2. Escherich Th (1886) Beiträge zur Kenntnis der Darmbacterien. III: Über das Vorkommen von Vibrionen im Darmkanal und den Stuhlgängen der Säuglinge. MMW 33: 815–817
3. Kist M (1986) Wer entdeckte *Campylobacter jejuni/coli?* Eine Zusammenstellung bisher unberücksichtigter Literaturstellen. Zbl Bakt Hyg I Abt Orig A 261: 177–186
4. Kist M, Volk M, Freidank H, Schaefer HE, Koch HK (1988) Prevalence, clinical features and risk factors of *Campylobacter pylori*-infection: a case-control-study. In: B. Kaijser, E. Falsen (Eds.) Campylobacter IV. Department of Clinical Bacteriology, University of Göteborg, Sweden (Göteborg, 1987) pp: 381–382
5. Towbin H, Staehlin T, Gordon J (1979) Electrophoretic transfer of proteins from polyacrylamide gels to nitrocellulose sheets. Procedure and some applications. Proc Natl Acad Sci USA 76: 4350–4354

Diskussion

Dr. Börsch:

Ich wollte ein wenig zur Vorsicht mahnen mit diesen Einzelbefunden hinsichtlich des schlechten Geschmackes. Wenn man ein statistisches Netz auswirft mit 20 Parametern auf dem 5 Prozent-Signifikanzniveau, dann wird man bei 5 Prozent einen Irrtum haben bei einem von 20 Parametern, es könnte also Zufall sein. Ich wollte Ihnen aber gratulieren zu dieser sorgfältigen epidemiologischen Untersuchung, die eindeutig zeigt, daß *Campylobacter pylori* kein spezifisches Beschwerdebild macht. Schwierigkeit habe ich mit diesen 20 Prozent, die einen Befall zeigten und keine Gastritis hatten. Wir hatten das Problem auch und haben die gleichzeitig entnommene Antrumbiopsie geprüft und gesehen, daß diese Patienten doch auch im Antrum eine Gastritis hatten.

Prof. Kist:

Das bestätigt das, was ich sagte. Das sind in unserer Studie ebenfalls Patienten gewesen, die im Antrum eine Gastritis und einen Campylobacter-Befall hatten, in der Corpus-Schleimhaut jedoch offenbar keine Gastritis zeigen, und trotzdem wurde in diesen Fällen Campylobacter im Corpus gefunden. Das kann natürlich so sein, daß da tatsächlich eine Besiedlung besteht, die aber aus Gründen, die wir nicht kennen, dort zu einem anderen histologischen Bild führt als im Antrum. Die andere Möglichkeit könnte aber eine akzidentielle Kontamination der Corpusschleimhaut sein. Da ja üblicherweise vom Antrum rückwärts gehend gastroskopiert und biopsiert wird, sehe ich keine Möglichkeit, wie man verhindern kann, daß die zweite Biopsie von der ersten kontaminiert wird, wenn man die Zange durch den gleichen Biopsiekanal durchzieht. Ich denke, daß dies sicher in einigen Fällen nicht auszuschließen ist.

Eine Bemerkung zur ersten Frage der statistischen Relevanz. Da haben Sie völlig recht, soweit es sich dabei um Auswertungen einzelner Parameter handelt, wie der Vierfeldertest sie darstellt. Wir haben die Aussage aber in einer multiplen Regressionsanalyse überprüft und da gehen ja sehr viele verschiedene Faktoren ein. Das Alter der Patienten, das Geschlecht, eine ganze Menge anderer Kriterien und auch unter Einschluß verschiedener Einflußgrößen ist dieses Symptom konstant geblieben. Das gibt zumindest einen weiteren Hinweis darauf, daß dies nicht einer dieser statistischen Ausreißer ist, die natürlich bei einer solchen Studie vorkommen, sondern daß wir auf diesem Gebiet zumindest weiter suchen müssen.

Frage:

Können Sie die Diskrepanz erklären, daß histologisch negative Biopsate bakteriologisch *C. p.*-positiv sind?

Prof. Kist:

Ich weiß nicht, ob ich darauf hingewiesen habe, daß der Keimnachweis in diesen Fällen kulturell geführt worden ist. Da ist es durchaus möglich, daß wenige Bakterien, die mitgeschleppt werden, angezüchtet werden können, während der Pathologe andererseits natürlich sagen kann, daß diese Keime sich nicht an der typischen Lokalisation befinden, somit könnte er sie praktisch als nicht zu dieser Biopsie gehörend einordnen.

Prof. Schaefer:

Trotzdem muß man weiter fragen, was ist die normale Schleimhaut und da sind sich die Pathologen nicht so ganz einig. Ich persönlich stehe auf dem Standpunkt, daß Plasmazellen in die normale Schleimhaut nicht hinein gehören.

Das licht- und elektronenmikroskopische Erscheinungsbild der Campylobacter-Gastritis unter besonderer Berücksichtigung des Aspektes der praktischen Diagnostik

H. E. Schaefer

Historischer Rückblick

Die erst im Jahre 1983 durch Warren und Marshall erfolgte Entdeckung eines bisher unbekannten Bakteriums in der Magenschleimhaut (ursprünglich als *Campylobacter pyloridis,* neuerdings als *C. pylori* bezeichnet), der wenig später folgende Nachweis einer Gastritis auslösenden Infektiosität, die die Kochschen Postulate erfüllt [25] sowie die anschließenden Erkenntnisse von der engen Korrelation zwischen *C. pylori*-Befall der Magenschleimhaut, Gastritis und gastraler sowie duodenaler Ulkusbildung [12, 17, 26] stellen insofern eine unerwartete Fortentwicklung der ätiologischen und pathologisch-anatomischen Erforschung des Komplexes Gastritis/Ulkuskrankheit dar, als die Beschäftigung der neuzeitlichen Medizin mit der Magenschleimhautentzündung einerseits und der hiermit in Zusammenhang stehenden Ulkusbildung andererseits sehr früh, d. h. mit Fr. Hoffmann (1706) und Morgagni (1761) einsetzte; bereits 1806 hatte Broussais den Versuch einer systematisch begründeten Lehre von der Gastritis als häufige Krankheit und Ursache aller möglicher sekundärer Leiden entwickelt (Übersicht: [20]). Der Begriff der Gastritis verfiel unter dem Einfluß von Barras (1829) in Frankreich allerdings bald der völligen Ablehnung, da – u. a. auch von Engel (1854) – gezeigt wurde, daß Broussais dem Irrtum erlegen war, postmortale Veränderungen etwa im Sinne einer Gastromalacia acida als intravital entstandene Läsionen fehlzudeuten. Wie Kauffmann (1931) [20] in seinem geschichtlichen Überblick dargelegt hat, ist auch in Deutschland der Begriff der Gastritis als Krankheitsbezeichnung zunächst in Mißkredit geraten und wurde bereits gegen Ende des 19. Jahrhunderts – parallel zu den sich entwickelnden Kenntnissen von der biochemischen Funktionsweise des Magens – mehr oder weniger durch funktionell geprägte Begriffe wie „Hyperazidität" einerseits oder „Achylie" andererseits ersetzt. Die später an chirurgischen Magenresektaten und schließlich auch nach Einführung des starren Ösophagoskopes an Biopsieproben gewonnenen histologischen Erkenntnisse von akuten oder chronisch entzündlichen Zuständen der Magenschleimhaut, von atrophischen Veränderungen

(„Hypadenie") sowie die Beschäftigung mit den Ursachen des Magen- und Duodenalulkus wurden weithin von dem Versuch dominiert, sowohl die Entstehung einer Gastritis als auch einer Erosion oder eines Ulkus mit funktionellen Störungen des Magens zu erklären. Diese Betrachtungsweise war wesentlich beeinflußt worden von Aschoff (1928) [1] und seinem Schüler Büchner (1927) [7], der [8] besonders zur experimentellen Untermauerung einer Ulkusbildung als Folge einer peptischen Schädigung des Magendarmkanales beigetragen hat. In den damaligen Deutungsansätzen, die sich weniger mit der Gastritis, als vielmehr mit einer primären Ulkusbildung befaßt haben, wird das Streben nach der Erkenntnis einer in den Dimensionen einer Allgemeinen Pathologie prinzipiell gültigen Gesetzmäßigkeit deutlich, wenn Aschoff 1928 am Ende eines grundlegenden Referates zur Ulzerogenese die Feststellung trifft:

„Was ist der Sinn des Ganzen? Ich wollte den verehrten Kollegen zeigen, daß die peptischen Affektionen sowohl in ihren akuten wie in ihren chronischen Stadien in ihrer überwiegenden Mehrzahl auf ein und dieselbe Ursache zurückzuführen sind. Der Magensaft ist das wirksame Prinzip im Guten wie im Bösen." Oder Büchner et al. [8] in ihrem Schlußsatz zu einer experimentellen Arbeit über die Induktion von Ulzera im Rattenmagen durch Histamin:

„Darüber hinaus will die Arbeit die Vorstellung näherbringen, daß die Ursache des Geschwürsleidens nicht eine Bewegungsstörung des Magendarmkanals im Sinne der nervös-spastischen Theorie, sondern eine Korrelationsstörung ist, die als solche in der Konstitution, mittelbar – über das vegetative Nervensystem – oder unmittelbar ihre Quelle haben kann."

Diese Thesen, so gültig sie – dies sei vorausgeschickt – für den letzten Schritt einer ulzerösen Gewebszerstörung auch heute noch sein mögen, haben die Grundlage für alle bislang gültigen therapeutischen Konzepte in der Behandlung der Gastritis und der Ulkuskrankheit gebildet; sie lieferten eine willkommene Grundlage für psychosomatische Ansätze in der Beschäftigung mit der „Magenkrankheit", aber sie waren weit davon entfernt, einem infektiösen Agens eine wie auch immer geartete Rolle in der Ätiologie der Gastritis zuzuweisen.

Zusammenhänge von Gastritis und Infektionen sind in der älteren Literatur zwar vermutet worden, z. B. in Form einer sog. zweiten Krankheit, die selbst nicht bakteriell bedingt sei, sondern ähnlich wie die Glomerulonephritis oder die Polyarthritis rheumatica als Folge eines infektiösen Herdes (außerhalb des Magens) zu betrachten sei. Eine solche Herdtheorie ist besonders von Kauffmann [20] formuliert worden, der bemerkenswerterweise den auch ihm bekannten, gelegentlichen Beobachtungen unmittelbar in der Schleimhaut anwesender Bakterien keinerlei Bedeutung beigemessen hat.

Tatsächlich sind Berichte über spirillenartige Bakterien in der Magenschleimhaut des Menschen und des Affen [11], oder des Hundes [4] sporadisch beschrieben worden.

Aus der neueren Literatur sei besonders die Beschreibung von Steer und Colin-Jones [36] hervorgehoben, die in 80% ihrer gastrobioptisch untersuchten Patienten mit Magenulzera Gram-negative Bakterien beschrieben haben, die retrospektiv gesehen offenbar mit *C. pylori* identisch sind, wie insbesondere auch aus den elektronenmikroskopischen Abbildungen von Steer [35] abgeleitet werden kann.

Die, wie eingangs hervorgehoben, späte Entdeckung von *C. pylori* ist einerseits darauf zurückzuführen, daß dieser Erreger nur unter den ganz speziellen, von Marshall et al. [24] erarbeiteten Bedingungen in Kultur nachweisbar und charakterisierbar ist. Andererseits sind mit *C. pylori* identische, spirillenartige Erreger zwar sporadisch in der Magenschleimhaut bakterioskopisch registriert worden, ohne daß diese lichtmikroskopischen Befunde jedoch genügend überzeugend gewesen wären, als daß ihnen eine grundsätzliche Bedeutung für die Entwicklung akuter oder chronischer Gastritiden oder gar für die Entstehung von Magenulzera beigemessen worden wäre. Dies mag darauf beruhen, daß lichtmikroskopische Nachweise bakterieller Organismen, soweit diese nicht durch spezifische Färbereaktionen charakterisierbar sind, stets Zweifel offenlassen, ob die zumeist kleinen, in ihrer Größe an der Grenze der lichtmikroskopischen Sichtbarkeit befindlichen Gebilde überhaupt Bakterien darstellen, ob solche Organismen einer einheitlichen Spezies angehören oder Bestandteil einer zufällig kontaminierenden, u. U. bunt zusammengewürfelten Bakterienflora sind. In dieser Situation kommt dem elektronenmikroskopischen Untersuchungsausatz besondere Bedeutung zu, da durch eine elektronenmikroskopische Charakterisierung die bakterielle Natur, der zumindest morphologisch einheitliche Aufbau jener spirillenartigen Organismen im Magenschleim gesichert werden kann und darüber hinaus ein charakteristisches Muster an feinstrukturellen Schädigungen der Magenschleimhaut erfaßt werden kann, das zur Aufklärung der von *C. pylori* ausgeübten, pathogenen Mechanismen beizutragen vermag. Auch wenn die elektronenmikroskopischen Untersuchungen wegen ihres Aufwandes kaum zur routinemäßigen bakterioskopischen Diagnostik einer *C. pylori*-Gastritis geeignet sind, haben sie doch auf die Qualität der lichtmikroskopischen Routinediagnostik eine günstige Rückwirkung, da in ihrer Form und Lagerung elektronenmikroskopisch gut charakterisierte Bakterien bei der weit geringer vergrößerten lichtmikroskopischen Betrachtung leichter und mit größerer Sicherheit wiedererkannt werden können. Aus diesem Grunde sollen in der folgenden, morphologischen Abhandlung des Bildes der mit *C. pylori* assoziierten Gastritis elektronenmikroskopische Aspekte, wie wir sie bei der Untersu-

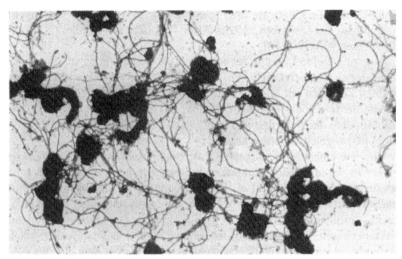

Abb. 1. Elektronenmikroskopische Negativ-Färbung (0,5%ige Phosphorwolframsäure) einer aus einer Kultur gewonnenen Suspension von *Campylobacter pylori*. Zwischen den schwarz getönten, zum Teil untereinander verklumpten Bakterien stellt sich ein dichtes, ungeordnetes Netzwerk aus Geißeln dar, die sich teilweise von den Bakterien abgelöst haben. 7600 ×

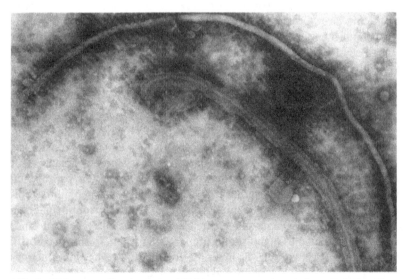

Abb. 2. Elektronenmikroskopische Abbildung von negativ gefärbten (0,5%ige Phosphorwolframsäure) Geißeln von *Campylobacter pylori*, aus einer suspendierten Bakterienkultur präpariert. Beide Geißeln bestehen aus einem zentralen Achsenfaden, der von einer unterschiedlich weiten Membran umscheidet wird, die terminal in einen Bulbus übergeht. 92.000 ×

78

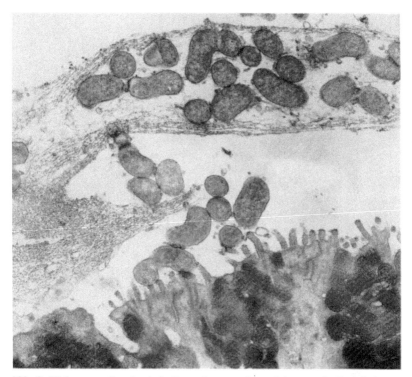

Abb. 3. Elektronenmikroskopische Darstellung von *Campylobacter pylori* im Schnittpräparat einer Magenbiopsie. In diesem Fall sind die massenhaft auftretenden Bakterien vorwiegend in der oberflächlich bedeckenden Schleimschicht gelegen und gewinnen nur ausnahmsweise begrenzte Kontakte mit den Mikrovilli der Deckepithelien. 17.800 ×

chung von Magenbiopsien gewonnen worden haben [33] an den Anfang gestellt werden.

Die Morphologie von Campylobacter pylori

Untersucht man aus Kulturen gewonnene Suspensionen von *C. pylori* elektronenmikroskopisch im Negativ-Färbeverfahren, dann ist besonders die Begeißelung dieser Erreger auffällig (Abb. 1). Die unipolar angeordneten Geißeln besitzen einen zentralen Achsenfaden, der von einer Membran umscheidet wird, die am Geißelende einen terminalen Bulbus bildet (Abb. 2), der für *C. pylori* recht charakteristisch ist [16, 17].

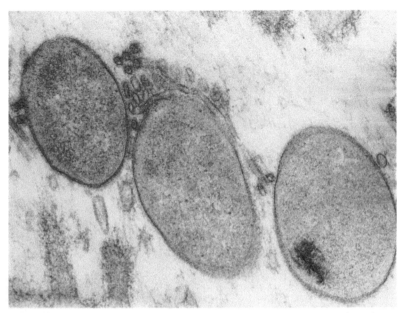

Abb. 4. Auf elektronenmikroskopischen Anschnitten von *Campylobacter pylori* erkennt man längs und quer getroffene, knäuelförmig dichter zusammengelagerte Geißeln, die den Bakterien dicht angelagert sind. Auf Queranschnitten sind die zentralen Achsenfäden, umgeben von einer äußeren Scheide, deutlich erkennbar. 78.000 ×

Sucht man *C. pylori* elektronenmikroskopisch in Schnittpräparaten der Magenschleimhaut auf, so liegen die Erreger zum Teil von der Epitheloberfläche losgelöst – gewissermaßen frei schwimmend – in der Schleimschicht, ein Bild, das besonders für weniger aktive Formen der Gastritis charakteristisch ist. In solchen Fällen stellen sich nur vereinzelte, gewissermaßen „zaghafte" Berührungspunkte der Bakterien zu den Mikrovilli der Oberflächenepithelien dar (Abb. 3).

Fragt man sich, wo im Schnittbild die Geißeln in Erscheinung treten, die doch in der Suspension so eindrucksvoll zu sehen sind (Abb. 1 und 2), dann lassen sich diese Strukturen nur bei hoher Auflösung als meist rundliche oder ovale Anschnitte identifizieren, die meist dicht an einem Pol des Bakteriums gelegen sind, da die Geißeln in ihrer natürlichen Lagerung innerhalb des Magenschleimes offenbar mehr oder weniger aufgerollt sind (Abb. 4).

Das Verhalten von *C. pylori* bzw. seiner Lagebeziehung zur Schleimhautoberfläche ist von Fall zu Fall jedoch außerordentlich verschieden. Beson-

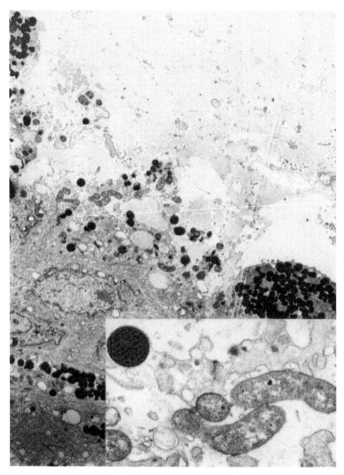

Abb. 5. Elektronenmikroskopische Darstellung von Oberflächenepithelien bei massiver chronisch aktiver Gastritis. Nach Art einer Mazeration lösen sich Zytoplasmabestandteile der Deckepithelien von der Oberfläche ab, wobei sich längs und quer angeschnittene Exemplare von *Campylobacter pylori* unter die sich ablösenden Zytoplasmastrukturen schieben, ohne selbst in die geschädigten Deckepithelien einzudringen. Grau und schwarz kontrastierende rundliche Granula entsprechen mukoiden Sekretvakuolen. 4370 ×, Ausschnittvergrößerung: 22.540 ×

ders bei den aktiveren Formen einer Gastritis, wie sie sich vor allem in einer massiven Granulozyteninfiltration der Schleimhaut und der Schleimhautepithelien lichtmikroskopisch äußert, fällt schon bei schwacher elektronenmikroskopischer Vergrößerung eine Destruktion der Oberflächenepithe-

81

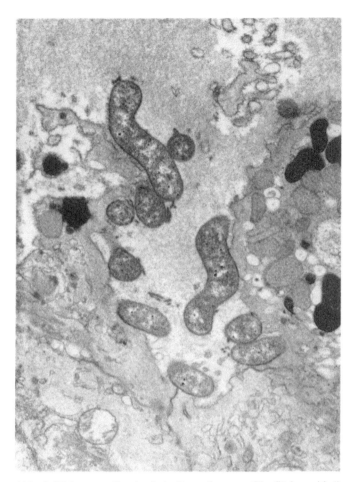

Abb. 6. Elektronenmikroskopische Darstellung von Oberflächenepithelien der Magenschleimhaut bei massiver chronisch aktiver Gastritis: Unter teilweiser Sprengung der
apikalen junktionalen Komplexe sind längs und quer angeschnittene Exemplare von
Campylobacter pylori (Bildmitte) in einen zwischen benachbarten Oberflächenepithelien
gelegenen, klaffenden Spalt eingedrungen. Auf den Längsschnitten ist die gewundene,
spirillenartige Konfiguration der Bakterien gut erkennbar. Grau und schwarz kontra-
stierte rundliche Granula im Zytoplasma der Oberflächenepithelien entsprechen mukoiden Sekretgranula. 20.470 ×

lien in der Weise auf, daß sich Teile des Zytoplasmas im Sinne einer
„ultrastrukturellen Mazeration" von der Zelloberfläche ablösen, wobei sich
C. pylori unter die in Abstoßung befindlichen Zytoplasmaanteile vorschiebt
(Abb. 5). Dieser Vorgang ist mit einem vollkommenen Verlust der für die

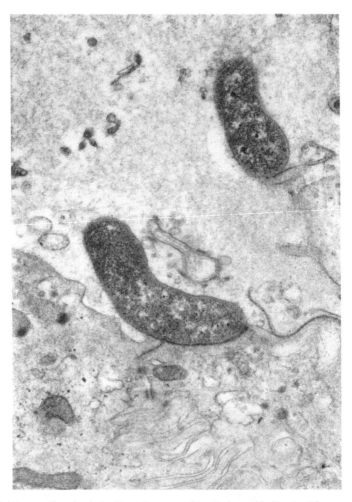

Abb. 7. Elektronenmikroskopische Darstellung von Oberflächenepithelien der Magenschleimhaut bei chronisch aktiver Gastritis: Breitflächiger Kontakt eines *Campylobacter
pylori* mit der Oberflächenmembran einer Deckepithelzelle. 35.650 ×

Deckepithelien der Magenschleimhaut typischen, plumpen Mikrovilli verbunden. Andere Aspekte weisen darauf hin, daß jene junktionalen Komplexe, welche die apikale Verbindung benachbarter Oberflächenepithelien
herstellen, gesprengt werden, wobei *C. pylori* in die sich öffnenden interzel-
lularen Spalten eindringt (Abb. 6). Solche Spaltbildungen mögen insofern
bedeutsam sein, als sie den Eintritt entzündlich irritierender Substanzen in
das epitheliale Stroma begünstigen. Bemerkenswerterweise ist jedoch auch

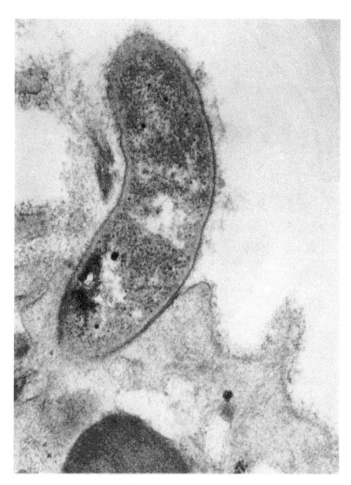

Abb. 8. Elektronenmikroskopische Darstellung der Oberfläche einer Deckepithelzelle der Magenschleimhaut bei chronisch aktiver Gastritis: *Campylobacter pylori* dringt aufgerichtet in eine Invagination der Zelloberfläche ein. Sofern Zell- und Bakterienmembranen senkrecht angeschnitten sind, ist stets eine intakte Abgrenzung des Zytoplasmas vom Bakterium deutlich. 80.500 ×

bei massivem Bakterienbefall nicht zu beobachten, daß die Erreger den Weg solcher Spaltbildungen benutzen, um die Epithelschicht völlig zu überwinden, um etwa in das subepitheliale Stroma vorzudringen. In dieser fehlenden bzw. begrenzten Invasionsfähigkeit mag sich die strenge Bindung von *C. pylori* an das Milieu der unmittelbaren Schleimhautoberfläche bzw. der hier gelegenen Schleimschicht äußern.

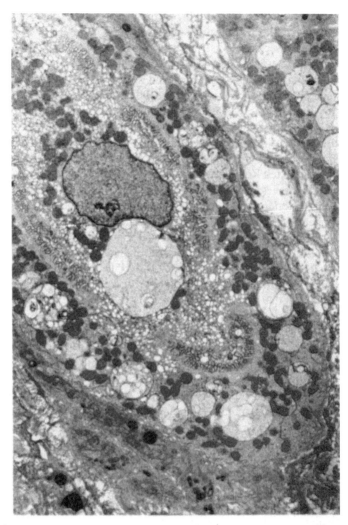

Abb. 9. Elektronenmikroskopische Darstellung vakuolär degenerierter Belegzellen bei chronisch aktiver, *Campylobacter pylori*-assoziierter Gastritis. Innerhalb einer Belegzelle sind zahlreiche vakuoläre Einschlüsse sichtbar, die eine zum Teil komplexe Innenstruktur nach Art von Autophagolysosomen aufweisen. 6325 x

Tatsächlich scheint sich die Penetrationsfähigkeit von *C. pylori* zu beschränken auf häufig zu beobachtende enge und flächenhaft ausgeprägte Kontaktbildungen zwischen der Bakterienoberfläche und der Zellmembran von Oberflächenepithelien (Abb. 7). Welche Bindungsmechanismen diese

Kontaktbildungen vermitteln, ob beispielsweise die Bakterienoberflächen Lektine besitzen, die mit den Kohlehydratantennen des Glykokalyx zu reagieren vermögen, ist einstweilen völlig offen. Übrigens haben auch Goodwin et al. (1986) den elektronenmikroskopisch sichtbaren, engen Kontakten zwischen Bakterien und Zelloberflächen besondere Aufmerksamkeit gewidmet und auf analoge Haftflächenbildungen ("pedestals") hingewiesen, wie sie z. B. für den Kontakt pathogener Formen von *Escherichia coli* mit Oberflächenepithelien des Darmes typisch sind. In manchen Fällen dringt Campylobacter gewissermaßen steckrübenartig in die Oberfläche von Epithelien ein. Dabei wird das Bakterium jedoch offenbar stets von einer intakten Zellmembran nach Art einer Invagination umgeben, wenngleich Schräganschnitte solcher Strukturen auch ein direktes Vordringen von Bakterien in das Zytoplasma der Oberflächenepithelien vortäuschen mögen (Abb. 8). *C. pylori* vermag weiterhin, in beträchtliche Tiefen der Foveolen der Magenschleimhaut sowie auch selten in tiefere Drüsenabschnitte der Antrum- und Korpusschleimhaut einzudringen, wobei die Erreger jedoch stets intraluminal gelegen sind. Dies gilt auch für das in seltenen Fällen elektronenmikroskopisch belegte Vordringen in die ausführenden Canaliculi der Belegzellen [9].

Lichtmikroskopisch lassen sich die spirillenförmigen Strukturen von *C. pylori* entsprechend den elektronenmikroskopischen Befunden als $2-3$ µ lange, flach S-förmig gewundene Stäbchen, gelegentlich fischzugartig parallel im Schleim angeordnet, teils auch in runenartiger Gruppierung, den Epitheloberflächen aufgelagert, mit basischen Farbstoffen darstellen (Abb. 10). In kräftigen Hämatoxylin-Eosinfärbungen stellen sie sich blaugrau dar. Besonders prägnante Darstellungen gelingen mit Versilberungen vom Type der Methode nach Dieterle (Abb. 11). Licht- und elektronenmikroskopisch ist *C. pylori* niemals an der Oberfläche von resorptiven Enterozyten zu beobachten. Zonen einer intestinalen Metaplasie werden daher nicht von *C. pylori* befallen, obwohl der Erreger bei atrophischer Gastritis [12] mit partieller intestinaler Atrophie in der unmittelbaren Nachbarschaft metaplastischer Schleimhautregionen auf regulären mukoiden Oberflächenepithelien durchaus angetroffen werden kann.

Durch Campylobacter pylori ausgelöste Gewebsveränderungen

Auf die elektronenmikroskopisch sichtbaren zytopathischen Veränderungen der Oberflächenepithelien in Form eines Verlustes der Mikrovilli, der oberflächlichen Mazeration dieser Zellen und auf die Sprengung von junktionalen Komplexen wurde bereits eingegangen. Ergänzend sei darauf hingewiesen, daß in solchen Oberflächenepithelien eine vermehrte Bildung

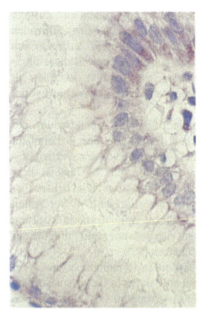

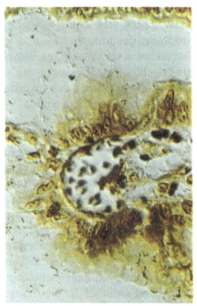

Abb. 10. Lichtmikroskopische Darstellung von *Campylobacter pylori* mit der Pyronin-Methylgrün-Färbung: Der Schleim im Mündungsbereich einer Foveole enthält typisch fischzugartig angeordnete spirillenförmige, pyroninophile Bakterien. 760 ×

Abb. 11. Lichtmikroskopische Darstellung von *Campylobacter pylori* mit der Versilberungsreaktion nach Dieterle: Dunkel getönte, spirillenförmige Bakterien treten massenhaft teils in dem die superfizial mazerierte Deckepithelschicht bedeckenden Schleim auf, teils sind sie auch in runenartiger Anordnung unmittelbar der Epitheloberfläche angelagert (unten links). Eine scheinbar intraepitheliale Lagerung von Bakterien wird durch Schräganschnitt der Schleimhautoberfläche vorgetäuscht. Differentialinterferenzkontrast, 1200 ×

von (Auto)phagolysosomen, eine verminderte Schleimbildung [9] sowie nicht selten auch eine feintropfige Verfettung beobachtet werden können. – Auffällig sind nach unseren Befunden auch Veränderungen an den Belegzellen der Korpusschleimhaut, die auch ohne eine nachweisbare Penetration von Erregern in die Canaliculi dieser Zellen vorkommen. Offenbar auf dem Boden einer fernwirksamen Schädigung zeigen die Belegzellen bei der *C. pylori*-assoziierten Gastritis häufig degenerative Vorgänge in Form ausgedehnter Vakuolenbildungen, die als Ausdruck einer verstärkten phagolyosomalen Degeneration gedeutet werden können (Abb. 9). Auch Chen et al. [9] haben darauf hingewiesen, daß das Auftreten von Campylobacter in

Canaliculi von Belegzellen verbunden sei mit einem „ruhenden" Zustand dieser Zellen, der sich in einem Kollaps der Canaliculi, einer fehlenden Eröffnung des tubulovesikulären Systems sowie in einem Auftreten von Fettvakuolen und lamellären Einschlüssen äußere. Inwieweit diese ultrastrukturellen Veränderungen das morphologische Korrelat darstellen für die bei aktiven Phasen der Gastritis zu beobachtenden Hypochlorhydrie, muß zunächst noch offenbleiben.

Bekanntlich äußern sich alle Formen einer Gastritis in einer mehr oder minder stark ausgeprägten entzündlichen Infiltration der Schleimhaut durch Lymphozyten und Plasmazellen und – abhängig von der „Aktivität" – auch von neutrophilen und eosinophilen Granulozyten. Maximal ist diese entzündliche Infiltration in der Antrumschleimhaut ausgebildet bei der sog. B-Gastritis, die am häufigsten mit C. pylori assoziiert ist [26]. Der Anteil und der Verteilungstyp der vorwiegend an dieser granulozytären Reaktion beteiligten neutrophilen Granulozyten läßt sich besonders gut mit Hilfe der Darstellung der Chlorazetatesterase abschätzen [32].

Dieser Enzymnachweis ist an Paraffinschnitten formalinfixierten Gewebes, abgesehen von einer ebenfalls positiven Reaktion in Gewebsmastzellen weitgehend spezifisch für die Azurgranula neutrophiler Granulozyten. Das Enzym, das das bei dieser Reaktion verwendete künstliche Substrat Naphthol-AS-D-Chlorazetat spaltet, ist der Gruppe der granulozytären Proteasen zuzuordnen.

Die bei chronisch aktiver, C. pylori-assoziierter Gastritis mit dieser Enzymreaktion rot darstellbaren Granulozyten können in ihrem Austritt aus Blutgefäßen und in ihrer weiteren Wanderung zum Magenlumen hin gut verfolgt werden. Dabei wird deutlich, daß Granulozyten in akuten Phasen der Entzündung massenhaft in das Oberflächenepithel der Magenschleimhaut und der Foveolen durchdringen (Abb. 12). An Orten besonders intensiver Granulozyteninvasion können sich beginnende erosive Epitheldefekte entwickeln. Zum Teil stellen sich um die intraepithelial gelegenen Granulozyten beim Chlorazetatesterase-Nachweis rote Höfe dar, die die eigentlichen Granulozyten umgeben, ein Hinweis darauf, daß eine Exozytose proteolytischer Enzyme stattfinde (Abb. 13). Auch elektronenmikroskopisch zeigen intraepithelial gelegene Granulozyten nach unserer Erfahrung zum Teil deutliche Zeichen eines fortschreitenden Zerfalles. So besteht der Eindruck, daß die aus zerfallenen Granulozyten freigesetzten proteolytischen Enzyme direkt als schädigender Faktor anzusehen ist, der an der Bildung erosiver Gewebsdefekte teilnimmt. In Übereinstimmung mit den Angaben von Steer [35] ist eine phagozytäre Aktivität von Granulozyten gegenüber den an der Schleimhautoberfläche gelegenen Bakterien nur ausnahmsweise zu beobachten. Unsere elektronenmikroskopischen Untersuchungen unterscheiden sich nur insofern von den Beobachtungen von Steer

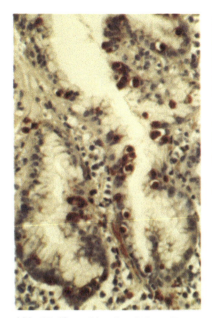

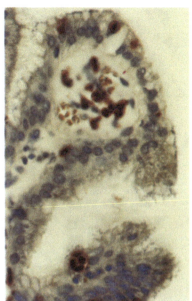

Abb. 12. Enzymhistochemische Darstellung der Infiltration der Magenschleimhaut durch neutrophile Granulozyten bei chronisch aktiver, *Campylobacter pylori*-assoziierter Gastritis. Durch ihre hohe Chlorazetatesterase-Aktivität stellen sich neutrophile Granulozyten rot dar (Methode siehe [31]). 300 ×

Abb. 13. Enzymhistochemische Darstellung der Infiltration der Antrumschleimhaut durch neutrophile Granulozyten bei Campylobacter-assoziierter chronisch aktiver Gastritis. Intraepithelialer Granulozyt (untere Bildhälfte) von einem roten Hof umgeben als Zeichen einer beginnenden Leukozytoklasie mit Exozytose von Proteasen. 760 ×

[35], als dieser Autor Zerfallserscheinungen an den das Epithel durchwandernden Granulozyten kaum beobachtet hatte. – Im Rahmen der granulozytären Infiltration entwickeln sich in manchen Fällen in zystisch erweiterten Drüsenabschnitten oder in dilatierten Foveolen mikroabszessartige Granulozytenansammlungen, die ebenfalls mit örtlichen Epitheldefekten verbunden sind und insofern den schon 1930 von Konjetzny [21] beschriebenen sog. glandulären Erosionen entsprechen (Abb. 14). Das Phänomen glandulärer Erosionen hatte seinerzeit besondere Beachtung gefunden, da es als Argument gegen eine primär peptisch schädigende Wirkung des Magensaftes bei der Entwicklung von Erosionen angeführt worden ist, entwickeln sich doch solche Mikrodefekte mehr oder weniger in der Tiefe der Schleimhaut, also außerhalb der direkten Einwirkungsmöglichkeit der

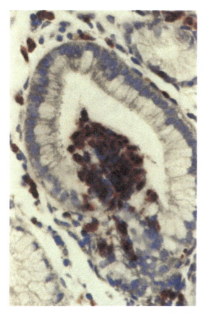 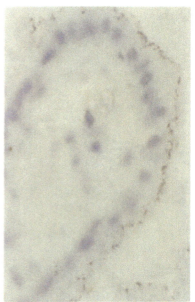

Abb. 14. Sog. glanduläre Erosion [21] mit mikroabszessartiger Ansammlung von rot gefärbten Neutrophilen (Chlorazetatesterasereaktion) in einer mukoiden Antrumdrüse. 760 ×

Abb. 15. Anlagerung von IgA an massenhaft die Schleimhautoberfläche bedeckenden *C. pylori.* ABC-Methode (vgl. [31]) mit brauner Immunperoxydasereaktion. 760 ×

vom Magenlumen her auf die Antrumschleimhaut einwirkenden Verdauungssekrete. Abgesehen von solchen foveolären oder intraglandulären „Mikroabszessen" ist ein direkter Nachweis von Granulozyten jenseits der Epithelschranke innerhalb der bakterienhaltigen Schleimschicht eher die Ausnahme. Hieraus erklärt sich auch die relative Seltenheit einer nachweisbaren Bakterienphagozytose durch Granulozyten.

Ungeklärt ist die Frage, welche leukotaktischen Faktoren für die intensive granulozytäre Infiltration verantwortlich sind. Wie einige andere Autoren haben wir versucht zu überprüfen, ob Immunglobuline unmittelbar an der Bakterienoberfläche als Resultat einer Antigen-Antikörper-Reaktion nachweisbar seien. In unserem diesbezüglich bisher nur stichprobenhaft durchgeführten Nachweisen von Immunglobulinen mit Hilfe der ABC-Technik hat sich zumindest in einigen Fällen zeigen lassen, daß IgA und IgG unmittelbar hüllenförmig an der Oberfläche von *C. pylori* nachweisbar ist (Abb. 15). Es scheint also eine direkte Antigen-Antikörper-Reaktion an der Bakterienoberfläche stattzufinden, die zumindest theoretisch auch im weiteren Verlauf zu einer Komplementaktivierung mit Freisetzung leukotaktischer Komplementfaktoren führen kann. Auch die bereits erwähnten Zerfallserscheinungen, wie sie an den intraepithelial gelegenen Granulozyten zu beobachten sind, können als komplementinduzierte Leukozytoklasie gedeutet werden. Für die Freisetzung granulozytärer Enzyme kann so eine örtliche Komplementaktivierung wesentlich zur Epithelschädigung, zur Erosionsbildung und in der weiteren Abfolge der Ereignisse auch zur Ulkusbildung beitragen, wobei in einem früheren oder späteren Glied der Reaktionskette nun auch die peptische Gewebsschädigung der Magensekrete vom Lumen her wirksam werden mag.

Überlegungen zur pathogenetischen Bedeutung von Campylobacter pylori für die Ulzerogenese

Die bisher gegebene Deutung der morphologisch sichtbaren Ereignisse weist also der granulozytären Reaktion eine wichtige Rolle für die Erklärung einer Epithelschädigung zu, die über Erosionen zu jenen Ulzerationen führen können, die von einer mittlerweile großen Zahl von Autoren in signifikanter Häufung bei *C. pylori*-assoziierter Gastritis beobachtet worden sind [2, 26]. Im Prinzip bestätigt diese Sicht auch die von früheren Autoren in Antithese zum Dogma von der primär schädigenden Wirkung des Magensaftes vermutete, grundlegende Bedeutung, welche der granulozytären Reaktion bei Gastritis für eine nachfolgende Ulzerogenese zukommt [15, 21]. Daß tatsächlich Antikörper, welche die Voraussetzung für eine immunologisch ausgelöste Leukotaxis darstellen, gebildet werden, die spezifisch mit *C. pylori* reagieren, ist bereits von Eldridge et al. [12] nachgewiesen worden, die zeigen konnten, daß bei 90% der von ihnen untersuchten Gastritispatienten gegen Antigene vom *C. pylori* gerichtete Antikörper vorkommen, die Komplement fixieren.

Die in unseren elektronenmikroskopischen Befunden dargestellten Veränderungen an den Belegzellen verdienen insofern Interesse, als sie auf die mögliche Existenz weiterer Schädigungsmechanismen hinweisen, die von den immunologischen und entzündlichen Reaktionen unabhängig sind. Die beschriebenen, degenerativen Veränderungen an Belegzellen korrelieren einerseits gut mit den von verschiedenen Autoren erhobenen Befunden einer Hypochlorhydrie zumindest in den akuten Phasen rezidivierender oder akut epidemisch auftretender Gastritiden [28, 34]. Diese Untersuchungen haben übrigens weiterhin ergeben, daß bei solchen Patienten meist auch ein erhöhter Serumspiegel für Pepsinogen I besteht, welcher aus einer pathologisch „retrograden" Pepsinogensekretion unter den Bedingungen der aktiven Gastritis resultiert. Für das Zustandekommen derartiger Sekretionsanomalien unter den Bedingungen der aktiven, durch *C. pylori* induzierten Gastritis haben Hazell und Lee [18, 19] ein stimulierendes Konzept entwickelt, welches der für *C. pylori* typischen, hohen Ureaseaktivität [22] eine zentrale Bedeutung bemißt.

– Urease war bereits 1924 in der Magenschleimhaut einiger Säugetiere und insbesondere des Menschen von Luck und Seth biochemisch nachgewiesen worden und als intrinsisches Enzym der Mucosa angesehen worden, das u. a. in der Lage sei, bei urämischen Patienten Ammoniak aus Harnstoff abzuspalten, welcher im Vomitus nachweisbar war [3, 5]. Von Fitzgerald und Murphy [13] wurde der vermeintlich physiologischen Magenurease sogar insofern eine schützende Funktion zugemessen, als freigesetztes NH_4^+ an der Schleimhautoberfläche zu einer antiulzerogenen Neutralisation des Magensaftes beitragen solle. Aus diesem Konzept wurde sogar die Empfehlung einer Ulkustherapie mittels Harnstoff abgeleitet. Aufgrund des heutigen Kenntnisstandes [26] beruht der Nachweis einer intrinsischen Urease der Magenschleimhaut auf einem Irrtum bzw. auf einer Kontamination durch den Urease-haltigen *C. pylori*.

Hazell und Lee [18, 19] haben nun auf ältere Untersuchungen von Davenport [10] hingewiesen, welcher experimentell an der Hundeschleimhaut zeigen konnte, daß Ammoniumionen eine Schrankenstörung der Magenschleimhaut auslösen, welche zu einer retrograden, potentiell auch gewebeschädigenden Diffusion von Wasserstoffionen als Folge einer umsatzbedingten ATP-Depletion führt. Im Experiment können durch Ammoniumionen jene von den akuten Gastritisphasen her bekannten Phänome einer temporären Hypochlorhydrie sowie einer Hyperpepsinämie [28, 34] ausgelöst werden.

Entwickelt man das Konzept einer durch erhöhte Ammoniumionenkonzentration bedingten, zumindest temporären Hypochlorhydrie weiter, so wäre im chronischen Verlauf der Ereignisse insofern mit Gegenregulationen zu rechnen, als die Hypochlorhydrie eine vermehrte Gastrininkretion induzieren könnte, welche zumindest in Phasen verminderten Bakterienwachstums und herabgesetzter Ammoniumionenkonzentration in den nun wieder funktionsfähig werdenden Belegzellen eine gesteigerte Salzsäuresekretion auslösen würde. Dieses Wechselspiel einer Sekretionshemmung und einer gegenregulatorischen Sekretionsstimulation würde eine wellenförmige Abfolge von Hypochlorhydrie und Hyperchlorhydrie erklären, wobei Phasen der Hyperazidität zu den bekannten Mechanismen einer überwiegend peptisch ulzerogenen Schädigung der primär entzündlich veränderten Magenschleimhaut führen würden. Auch die in besonders hoher Inzidenz bei *C. pylori*-assoziierter Gastritis beobachtete duodenale Ulkusbildung könnte als Folge einer sekundären Hyperazidität gedeutet werden, zumal *C. pylori* streng an die Existenz mukoid differenzierter Oberflächenepithelien der Magenschleimhaut gebunden ist und weder in der intestinalen metaplastischen Magenschleimhaut bei chronischer Gastritis noch in der physiologischen Dünndarmschleimhaut des intestinalen Types vorkommt. Eine duodenale Ulkusbildung infolge Infektion durch *C. pylori* wäre nur auf dem „Umwege" einer gastralen Magenschleimhautheterotopie bzw. einer gastralen Metaplasie im Duodenum zu erklären, wie sie freilich im Randbereich duodenaler Ulzera möglicherweise als Anpassung auf eine chronische Hyperazidität beobachtet werden kann. Freilich ist die Besiedlung derartiger antraler Schleimhautmetaplasien im Duodenum durch *C. pylori* im Randbereich von Duodenalulzera wenig bewiesen und erscheint als regelmäßiges Ereignis insofern auch eher unwahrscheinlich, als beispielsweise nach Billrothscher Teilresektion des Magens nur selten ein Campylobacterbefall im Restmagen zu beobachten ist, da der bei solchen Patienten häufig Gallereflux der Ansiedlung dieses Erregers offenbar entgegensteht [27].

Schlußfolgerungen

Weltweit übereinstimmende epidemiologische Erhebungen lassen eine zwischen der durch *C. pylori* ausgelösten Gastritis und dem Ulcus ventriculi deutliche, bezogen auf das Ulcus duodeni sogar hoch signifikante Korrelationen erkennen. Eine Erklärung für die zu vermutende kausale Beziehung zwischen Campylobacter-Gastritis und Ulkusleiden zeichnet sich bislang nur in Form von Indizien ab. Aufgrund histopathologischer Befunde scheint die durch die an sich nicht invasive Campylobacterinfektion ausgelöste granulozytäre Infiltration der Magenschleimhaut zu (prä)erosiven Epithelläsionen zu führen, die eine Bresche bilden können für sekundär ulzerogene peptische Insulte. Die Infektion mit *C. pylori* interferiert darüber hinaus mit den sekretorischen Leistungen der Magenschleimhaut. So vermag die diesem Erreger eigene Urease Ammoniak freizusetzen, der die Salzsäure- und Pepsinsekretion beeinträchtigt. Ultrastrukturell spiegeln sich diese Funktionsstörung in degenerativen Zytoplasmaveränderungen der Belegzellen wider. Es ist zu vermuten, daß die hieraus resultierenden Phasen einer infektbedingten Hypochlorhydrie zu (gastrinabhängigen) Gegenregulationen mit der Möglichkeit einer undulierenden Hyperazidität führen. Derart hyperazide Phasen einer chronischen, durch *C. pylori* ursprünglich ausgelösten Gastritis mögen mit einer besonderen Neigung zur Ulkusbildung verbunden sein und erklären zugleich die freilich nur temporär günstige Wirksamkeit einer antaziden Ulkustherapie.

Literatur

1. Aschoff L (1928) Über die peptischen Schädigungen des Magendarmkanals. Med Klin 28: 1931–1936
2. Balakrish G, Bhattacharya SK, Dutta P, Sen JK, Dutta D, Bhattacharya MK, Bhadra RK, Pal SC (1986) Campylobacter pyloridis in samples of endoscopic biopsy in patients with upper gastrointestinal tract disease. Indian J Med Res 84: 574–576
3. Benedict SR, Nash TP (1926) The site of ammonia formation and the role of vomiting in ammonia elimination. J Biol Chem 69: 381–396
4. Bizzozero G (1893) Über die schlauchförmigen Drüsen des Magendarmkanals und die Beziehungen ihres Epithels zu dem Oberflächenepithel der Schleimhaut. Arch Mikr Anat 42: 82–152
5. Bliss S (1926) The site of ammonia formation and the prominent role of vomiting in ammonia elimination. J Biol Chem 67: 109–140
6. Broussais (1808) Histoire des phlegmasies chroniques etc. Paris (Zitat nach Kojetzny (1930))
7. Büchner F (1927) Die Histologie der peptischen Veränderungen und ihre Beziehungen zum Magencarcinom. Veröffentl Kriegs- u Konst Path 4: H 18
8. Büchner F, Siebert P, Molloy PJ (1928) Über experimentell erzeugte akute peptische Geschwüre des Rattenvormagens. Beitr Pathol Anat Allg Path 81: 387–425
9. Chen XG, Correa P, Offerhaus J, Rodriguez E, Janney F, Hoffmann E, Fox J, Hunter F, Diavolitsis S (1986) Ultrastructure of the gastric mucosa harboring Campylobacter-like organisms. Am J Clin Pathol 86: 575–582
10. Davenport HW (1968) Destruction of the gastric mucosal barrier by detergents and urea. Gastroenterology 54: 175–181
11. Doenges JL (1939) Spirochetes in the gastric glands of macacus rhesus and of man without related disease. Arch Pathol 27: 469–477
12. Eldridge J, Lessels AM, Jones DM (1984) Antibody to spiral organisms on gastric mucosa. Lancet I: 1237
13. Fitzgerald O, Murphy P (1950) Studies on the physiological chemistry and clinical significance of urease and urea with special reference to the stomach. Ir J Med Sci 292: 97–159
14. Freedberg AS, Barron LE (1940) The presence of spirochetes in human gastric mucosa. Am J Dig Dis 7: 443–445
15. Gear MWL, Truelove SC, Whitehead R (1971) Gastric ulcer and gastritis. Gut 12: 639–645
16. Goodwin CS, McCulloch RK, Armstrong JA, Wee SH (1985) Unusual cellular fatty acids and distinctive ultrastructure in a new spiral bacterium (Campylobacter pyloridis) from the human gastric mucosa. J Med Microbiol 19: 257–267
17. Goodwin CS, Armstrong JA, Marshall BJ (1986) Campylobacter pyloridis, gastritis and peptic ulceration. J Clin Pathol 39: 353–365
18. Hazell SL, Lee A (1986) Campylobacter pyloridis, urease, hydrogen ion back diffusion, and gastric ulcers. Lancet II: 15–17
19. Hazell SL, Lee A (1986) Campylobacter pyloridis, urease, and gastric ulcers. Lancet II: 626
20. Kauffmann F (1931) Magenkatarrh. In: Klemperer G, Klemperer F (Hrsg) Neue Deutsche Klinik. Handwörterbuch der praktischen Medizin mit besonderer Berücksichtigung der inneren Medizin, der Kinderheilkunde und ihrer Grenzgebiete. Urban u. Schwarzenberg-Verlag, Berlin, Bd 7, S 1–59

21. Konjetzny GE (1930) Die entzündliche Grundlage der typischen Geschwürsbildung im Magen und Duodenum. Erg Inn Med Kinderheilk 36: 184–332
22. Langenberg M-L, Tytgat GN, Schipper MEI, Rietra PJGM, Zaren HC (1984) Campylobacter-like organisms in the stomach of patients and healthy individuals. Lancet I: 1348
23. Luck JM, Seth TN (1924) Gastric urease. Biochem J 18: 1227–1231
24. Marshall BJ, Royce H, Annear DI, Goodwin CS, Pearman JW, Warren JR, Armstrong JA (1984) Original isolation of Campylobacter pyloridis from human gastric mucosa. Microbios Letters 25: 83–88
25. Marshall BJ, Armstrong JA, McGechie DB, Glancy RJ (1985) Attempt to fulfil Koch's postulates for pyloric Campylobacter. Med J Amst 142: 436–439
26. Marshall BJ (1986) Campylobacter pyloridis and gastritis. J Infect Dis 153: 650–657
27. O'Connor HJ, Wyatt JI, Ward DC, Dixon MF, Axon ATR, Dewar EP, Johnston D (1986) Effect of duodenal ulcer surgery and enterogastric reflux on campylobacter pyloridis. Lancet II: 1178–1181
28. Ramsey EJ, Carey KV, Peterson WL, Jackson JJ, Murphy FK, Read NW, Taylor KB, Trier JS, Fordtran JS (1979) Epidemic gastritis with hypochlorhydria. Gastroenterology 76: 1449–1457
29. Salmeron M, Desplaces N, Lavergne A, Houdart R (1986) Campylobacter-like organisms and acute purulent gastritis. Lancet II: 975–976
30. Salomon H (1986) Über das Spirillum des Säugetiermagens und sein Verhalten zu den Belegzellen. Centralbl Bakt 19: 433–442
31. Schaefer HE (1984) Methoden zur histologischen, zytologischen und zytochemischen Diagnostik von Blut und Knochenmark. In: Remmele W (Hrsg) Pathologie. Springer, Berlin Heidelberg New York, Bd I, S 435–452
32. Schaefer HE, Kist M (1986) Die Campylobacter pyloridis-Gastritis. Verh Dtsch Ges Path 70: 565
33. Schaefer HE (1987) Feinstrukturelle Untersuchungen zur Campylobacter pyloridis-Gastritis. Verh Dtsch Ges Path 71: 358
34. Spiro HM, Schwartz RDL (1958) Superficial gastritis: A cause of temporary achlorhydria and hyperpepsinemia. New Engl J Med 259: 682–684
35. Steer HE (1975) Ultrastructure of cell migration through the gastric epithelium and its relationship to bacteria. J Clin Pathol 28: 639–646
36. Steer HW, Colin-Jones DG (1975) Mucosal changes in gastric ulceration and their response to carbenoxolone sodium. Gut 16: 590–597
37. Warren JR, Marshall BJ (1983) Unidentified vurced bacilli on gastric epithelium in active chronic gastritis. Lancet I: 1273–1275

Diskussion

Prof. Ottenjann:

Frage: Haben Sie einmal das Verhalten von Campylobacter gegenüber den Zelljunktionen überprüft?

Prof. Schaefer:

Die junktionalen Komplexe werden, wie unsere Beobachtungen zeigen (Abb. 6), teilweise gesprengt, wobei *C. pylori* in die entstehenden Spalträume eindringen kann. Übrigens lassen die bereits zitierten Untersuchungen von Steer [1] darüber hinaus erkennen, daß auch Granulozyten auf ihrer Wanderung zwischen den Epithelien der Magenschleimhaut in das Magen- oder Drüsenlumen vordringen können und dabei die junktionalen Komplexe überwinden.

Prof. Stolte:

Welche Bedeutung messen Sie der gastralen Metaplasie in der Duodenalschleimhaut für die Ulkusbildung bei?

Prof. Schaefer:

In der Duodenalschleimhaut können inselförmig gastrale Metaplasien auftreten, die sich durch einen Ersatz der mit einem Bürstensaum ausgerüsteten Enterozyten vom resorptiven Typ und der Becherzellen durch mukoide Epithelien vom Magentyp auszeichnen. Derartige Zellinseln können besonders auch im Randbereich von Duodenalulcera beobachtet werden, ein direkter Nachweis von *C. pylori* an der Oberfläche solcher Schleimhautinseln ist nach unserer Erfahrung nur selten möglich, weswegen eine direkte bzw. örtliche Induktion einer duodenalen Ulkusbildung durch Campylobacter weniger wahrscheinlich ist. Ich glaube viel eher, daß die chronische Campylobacter-Infektion bei manchen Menschen im Rahmen der geschilderen Regulationsstörungen zu einer Hyperazidität führt, die ihrerseits zu einer ulzerogenen Schleimhautschädigung beiträgt. So wäre jedenfalls die gut bekannte Korrelation zwischen Ulcus duodeni und Hyperazidität am ehesten in das Konzept einer primär durch *C. pylori* ausgelösten chronisch rezidivierenden Gastritis mit sekundärer duodenaler Ulkusfolge einzuordnen.

Prof. Ottenjann:

Dazu muß man noch sagen, Herr Stolte, die makroskopisch sichtbaren Heterotropien oder Metaplasien in der Duodenalschleimhaut sind ja meistens kleine Polypen in Grüppchen angeordnet, wobei es sich ja weitaus überwiegend um Korpusschleimhaut handelt. Antrale Metaplasie, sichtbar im Bulbus, ist ja eine Seltenheit, so daß ich glaube, daß wir es hier mit zwei unterschiedlichen Komplexen zu tun haben. In der antralen Metaplasie mag eine bakterielle Besiedlung vorkommen, während die Korpusschleimhautinseln ein eigenständiges Phänomen darstellen. Aber ich kenne auch keine Untersuchungen, die diese makroskopisch erkennbaren Heterotopien auf Campylobacter untersucht hätten. Wahrscheinlich ist in solchen Bereichen ähnlich wie in der Fundusschleimhaut relativ selten Campylobacter zu finden.

Frage:

Ist nicht doch zumindest in Ausnahmen Campylobacter in gastralen Metaplasien der Duodenalschleimhaut nachweisbar?

Prof. Schaefer:

Ich gebe gerne zu, daß man *C. pylori* dort finden kann. Nur kommt dieser Erreger dort kaum derart massenhaft vor, wie dies besonders für die Antrumschleimhaut typisch ist. Diese Erfahrung ist m. E. ein weiteres Argument gegen die Vorstellung einer direkten lokalen Induktion eines Ulcus duodeni durch *C. pylori*. Wie ja auch bei verschiedenen Autoren heute angeklungen ist, wird bei Reflux-Gastritis in der Regel kein Campylobacter in der Magenschleimhaut gefunden. Ob dies lediglich eine Folge der Einwirkung von Galle auf die Schleimhautoberfläche ist, oder ob in der Galle antibakterielle Immunglobuline ausgeschieden werden, wäre zu untersuchen. Wahrscheinlich ist jedoch ein Gallesäuren enthaltendes Milieu mit dem Wachstum von *C. pylori* unvereinbar. Überträgt man diese Vorstellung auf das Ulcus duodeni, dann müßte man eigentlich davon ausgehen, daß auch bei einem Ulkus-fördernden Hyperaziditätssyndrom Gallesäuren im Duodenum anwesend sind und eine Ausbreitung des Campylobacter innerhalb des Duodenums auch im Bereiche von antralen Metaplasien verhindern.

Prof. Ottenjann:

Nun darf ich vielleicht als Kliniker Skepsis anmelden, denn die Reflux-Gastritis als solche, auf klinischem Boden zu diagnostizieren, ist ungemein schwierig. Wir streiten ja heute noch darüber, ob es das überhaupt gibt. Die Untersuchungen, die durchgeführt worden sind, den Reflux quantitativ zu erfassen und mit histologischen Veränderungen zu assoziieren, haben bei den verschiedenen Autoren zu unterschiedlichen Ergebnissen geführt, d. h., es gibt auf diesem Bereich Skeptiker, daß der Reflux eigentlich wenig, wenn überhaupt, etwas für die Magenschleimhaut bedeutet. Ich gebe zu, es gibt andere, die haben eine Korrelation gefunden. Reflux und seine Folgen bleibt ein diskussionswürdiges Phänomen. Welche Refluxsituation im Antrum überhaupt pathologische Bedeutung hat, ist methodisch ungemein schwierig zu erarbeiten.

Prof. Schaefer:

Das ist im Prinzip richtig. Wir sind natürlich als Pathologen, wenn wir eine Reflux-Gastritis diagnostizieren wollen, ganz auf die klinischen Angaben angewiesen. Wenn der Kliniker sagt, es besteht ein Reflux, wie immer dies auch nachgewiesen worden sein mag, versuchen wir, die sichtbaren histologischen Veränderungen mit einem Reflux zu korrelieren. Ich bilde mir zwar ein, gewisse Formen der Gastritis gehäuft Reflux-assoziiert zu finden. Das sind besonders starke Formen der foveolären Hyperplasie, welche mit einer verstärkten Basophilie des Deckepithels und besonders prominenten regeneratorischen Umbauvorgängen einhergehen, welche weit stärker ausgeprägt sind, als bei gewöhnlicher chronischer Gastritis.

Wenn es stimmt, daß eine Reflux-Gastritis überhaupt existiert und diese sogar verhindert, daß der Campylobacter gedeiht, dann könnte man ketzerisch sagen, daß das Positive einer Billrothschen Operation darin bestehe, daß ein Reflux induziert und dadurch der Campylobacter als Ursache von Gastritis und Ulkusbildung ausgerottet werde.

Dr. Gregor:

Ich glaube, daß es nicht notwendig ist, die Präsenz des Campylobacter zu fordern an der Stelle, wo eine Läsion zu beobachten ist. Man kann sich sehr gut vorstellen, daß es z. B. zu einer Immunantwort kommt, die wegen des Homing zirkulierender lymphatischer Zellen weit entfernt sein kann – relativ natürlich nur – vom Antrum als Ansiedlungsort des Campylobacter. An der Stelle eines Homings, das kann auch im Bulbus duodeni sein, können autoimmunologische Vorgänge zu einer Schädigung z. B. der Mukosabarriere führen, die dann selbst bei Normazidität eine Ulkusbildung fördert. Es ist also nicht zwingend notwendig zu fordern, daß im Bereiche des Ulkus im Bulbus duodeni auch eine Campylobacter-Besiedlung vorhanden sein muß. Aber von der Beantwortung dieses Problems sind wir noch weit entfernt.

Frage:

Ist nicht auch eine Schädigung weiterer Zellorganellen durch die Wirkung von Ammoniumionen möglich?

Prof. Schaefer:

Ich stimme Ihnen vollkommen zu, daß Ammoniumionen auch zu einer Reihe weiterer Störungen beitragen. Bekannt ist ja die gesteigerte Permeabilität lysosomaler Membranen unter Einfluß von Ammoniumionen. Ich habe mich in meiner Demonstration lediglich auf solche möglichen Schädigungsfolgen konzentriert, die elektronenmikroskopisch eindeutig darstellbar sind.

Frage:

Wie können eventuell durch *C. pylori* besiedelte gastrale Metaplasien in Schleimhautbiopsien identifiziert werden?

Prof. Schaefer:

Wir fahnden natürlich regelmäßig nach Campylobacter in antralen Metaplasien, stoßen dabei aber auf die Schwierigkeit, daß häufig Biopsieproben eingesandt werden, von denen schwer zu entscheiden ist, ob sie wirklich aus dem Bulbus duodeni oder vielleicht eher aus der angrenzenden, u. U. narbig verzogenen Pylorusschleimhaut stammen. Dieses Problem der Zuordnung ist in manchen Fällen auch dann nicht eindeutig zu lösen, wenn vom Kliniker scheinbar exakte Angaben zur Lokalisation des Entnahmeortes gemacht werden. Nach meiner Erfahrung ist tatsächlich im Randbereich eines Ulcus duodeni eine antrale Metaplasie zu finden, indessen habe ich aber große Schwierigkeiten, an solchen Orten den Campylobacter auf frischer Tat zu ertappen.

Dr. Gregor:

Noch eine Anmerkung zu dem Thema Spekulation: Wir haben in Kronberg einen interessanten Punkt diskutiert, als wir der Frage nachgegangen sind, welche Antigene von monoklonalen, gegen *C. pylori* gerichtete Antikörper erkannt werden. Aus dieser Diskussion ging hervor, daß manche monoklonalen Antikörper sowohl mit Campylobacter als auch mit den Oberflächenepithelien der Magenschleimhaut reagieren (Rathbone). Aus dieser Beobachtung resultiert eine gewisse Basis für die Annahme einer Antigen-Assoziation von Campylobacter und Schleimhaut.

Literatur

1. Steer HE (1975) Ultrastructure of cell migration through the gastric epithelium and its relationship to bacteria. J Clin Pathol 28: 639–646

Ulcera peptica: Assoziation mit der *Campylobacter pylori*-Besiedlung der Antrum- und Bulbusmukosa

G. Börsch

Einleitung

Über annähernd 80 Jahre sind die pathogenetischen Vorstellungen zur peptischen Ulkuskrankheit vor allem von der Schwarz'schen Beobachtung des „ohne sauren Magensaft kein peptisches Geschwür" geprägt und stimuliert worden, und diese Säurehypothese hat insbesondere im letzten Jahrzehnt wirksame therapeutische Ansätze vor allem in Form der H_2-Rezeptorantagonisten (H_2-RA) hervorgebracht. Die Therapie des Ulkusschubes ließ sich damit problemlos gestalten, zumal mit der weiteren Substanzklasse der H^+/K^+-ATPase-Hemmer wie Omeprazol zusätzlich auch die bis zu 10% H_2-RA-refraktären Ulzera zur Abheilung gebracht werden konnten. Danach konzentrierte sich das wissenschaftliche Interesse zunehmend auf die Ulkuskrankheit an sich mit ihrer großen Chronizität und hohen Rückfallrate [7]. Als gewichtige therapeutische Alternative zur proximal selektiven Vagotomie [57] trat die Langzeit-Therapie mit einer abendlichen H_2-RA-Dosis bei der Ulcus duodeni-Krankheit immer mehr in den Vordergrund [4].

Diese gesicherten pathogenetischen und therapeutischen Vorstellungen sind von B. Marshall und seiner australischen Gruppe [41, 42, 43] durch die Wiederentdeckung und erstmalige Anzüchtung von *Campylobacter pylori,* einem Gram-negativen, spiralförmigen Bakterium sui generis [52] mit engem Tropismus zum gastralen Epithel und neutralen Magenschleim, unverhofft und entscheidend modifiziert worden. Aus der von diesen Autoren entwickelten und experimentell belegten „Campylobacter-Hypothese" leitet sich der zukunftsweisende therapeutische Ansatz ab, mit einer zeitlich begrenzten medikamentösen Intervention eine Heilung der Ulkuskrankheit an sich anzustreben.

Vor diesem Hintergrund ist es das Ziel der folgenden Mitteilung, die bisher publizierten Fakten zur „Campylobacter-Hypothese" der peptischen Ulkuskrankheit zusammenzufassen und die Validität der Hypothese anhand erster klinischer Interventionsstudien kritisch zu überprüfen.

Epidemiologie

Ulcus duodeni

Das Ulcus duodeni-Leiden ist ein in hohem Maße *C. pylori*-assoziiertes Phänomen. In einer ersten Literaturzusammenstellung fanden wir eine *C. pylori*-Nachweisrate zumeist aus der Antrummukosa bei 367 von 410 Untersuchungen (90%, Bereich 60%–100%: [10]). Eine Aktualisierung bis November 1987 ergab bei weiteren 644 in der Literatur beschriebenen Fällen einen Keimnachweis bei 556 (86%; Bereich 40%–100%: [2, 8, 12, 14, 16, 17, 18, 19, 21, 24, 27, 28, 32, 33, 35, 37, 39, 40, 44, 45, 47, 59]), was sich ingesamt zu 923/1054 Untersuchungen (88%) addiert (Tabelle 1).

Tabelle 1. Assoziation der Ulcus duodeni-Krankheit mit der *C. pylori*-Besiedlung des Magens. Aufgeführt werden eine erste, bereits publizierte Literaturzusammenstellung [10], eine Aktualisierung bis 11/1987 sowie die eigenen unpublizierten Ergebnisse der Monate 2–11/1987. Zum Vergleich dienen die Ergebnisse der ^{13}C-Atemtest-Untersuchungen von Graham et al. [26]

Diagnose		*C. pylori*-Nachweisrate	
		absolut	prozentual
Ulcus duodeni			
Börsch	1987	367/ 410	90% (60–100)
aktuell	1988	556/ 644	86% (40–100)
Summe		923/1054	88%
Bochum	1987	67/ 70	96%
Graham	1987	Atemtest	97%
Richtwert:			95%!

Zur Kritik dieser Zahlen bleibt anzumerken, daß sie lediglich die untere Grenze der tatsächlichen Assoziation andeuten können. Nach der bakteriellen Besiedlung muß mit aller Akribie unter Anwendung subtiler Verfahren gefahndet werden, bevor ein negatives Ergebnis als stichhaltig akzeptiert werden kann. Wie generell in der mikrobiologischen und auch histologisch-bioptischen Diagnostik gilt zudem, daß vorrangig ein positiver Befund Beweiskraft hat und als „Goldstandard" gelten kann, während einem negativen Befund bei „fokalen" Techniken wie einer Kultur aus Biopsiematerial unterschiedliche Ursachen zugrunde liegen können:

1. Die Kultur ist richtig negativ, wenn Magen und Duodenum tatsächlich unbesiedelt sind.
2. Die Kultur ist biologisch richtig, klinisch aber falsch negativ, wenn die individuelle Biopsie z. B. bei intestinaler Metaplasie unbesiedelt bleibt, der benachbarte Magen jedoch Keimwachstum aufweist.

3. Die Kultur ist falsch negativ, wenn die im Biopsiepartikel vorhandene Besiedlung nicht erfaßt wird, z. B. durch Absterben der Erreger auf dem Transportweg, suboptimale Kulturtechniken oder Verwendung von bakteriziden Rachenanästhetika wie Benzocain.

In der Campylobacter-Diagnostik wird somit wissenschaftlich ein dualer „Goldstandard" benötigt. Bei positiven Befunden gewinnt die Kultur Beweiskraft, während negative Befunde durch nicht-fokale Methoden zu überprüfen sind, die zudem ausschließlich aktive Infektionen erfassen dürfen. Die ^{13}C- oder ^{14}C-Atemtests könnten diese Funktion als Validitäts-Kontrolle für negative Befunde in Studien erfüllen.

Mit der ^{13}C-Urea-Methode fanden Graham et al. [26] eine aktive Infektion bei 97% der Ulcus duodeni-Patienten. Im eigenen Ulcus duodeni-Krankengut von Februar bis November 1987 betrug diese Rate 67/70 (96%), ermittelt durch Kultur und/oder Biopsie-Urease-Tests (BUT) aus Antrum- und Corpus-Mukosa. In den großen Zentren scheint sich die Keimnachweis-rate bei der Ulcus duodeni-Krankheit auf 95% einzupendeln (J. Wyatt, persönliche Mitteilung). Diese Zahl ist insgesamt als bester Richtwert für die *C. pylori*-Besiedlung bei Ulcera duodeni anzusehen.

Ulcus ventriculi

Die Nachweisrate für Ulcera ventriculi liegt mit etwa 70% deutlich niedriger. Bei einer ersten Literaturzusammenstellung betrug sie 119/172 (69%, Bereich 54%–90%: [10]). Aktualisiert bis November 1987 machte die Nachweisrate 360/581 Untersuchungen aus (62%, Bereich 30%–100%: [2, 8, 12, 13, 14, 18, 19, 21, 24, 27, 28, 29, 31, 32, 35, 37, 39, 40, 44, 45, 47, 48, 49, 50, 56]). Dies summiert sich auf 479/753 (64%). Im eigenen Krankengut von Februar bis November 1987 lag die Rate bei 74/94 (79%) und in der Atem-test-Untersuchung von Graham et al. [26] bei 70% (Tabelle 2). Diese letztere Zahl erscheint als bester Richtwert für Ulcera ventriculi.

Sondersituationen: Pädiatrie und operierte Mägen

In den bisher vorgelegten endoskopisch-bioptischen Untersuchungsserien bei Kindern mit dyspeptischen Beschwerden lag die *C. pylori*-Nachweisrate generell etwa bei 30% ([15, 20, 23, 38]; Tabelle 3). Die in der Literatur unter *C. pylori*-Gesichtspunkten mitgeteilten 11 Fälle von Ulcus duodeni bei Kindern waren ausnahmslos mit einer Keimbesiedlung assoziiert [15, 20, 23, 38].

Tabelle 2. Assoziation der Ulcus ventriculi-Krankheit mit der *C.pylori*-Besiedlung des Magens

Diagnose		*C. pylori*-Nachweisrate	
		absolut	prozentual
Ulcus ventriculi			
Börsch	1987	119/ 172	69% (54– 90)
aktuell	1988	360/ 581	62% (30–100)
Summe		479/ 753	64%
Bochum	1987	74/ 94	79%
Graham	1987	Atemtest	70%
Richtwert:			70%!

Patienten mit operierten Mägen entstammen in der Regel der Grundgesamtheit der Ulcus duodeni- oder Ulcus ventriculi-Kranken, wenn man von den wenigen Fällen mit Malignomen absieht. Nach alleiniger Vagotomie liegt die Keimnachweisrate in einem der Grundgesamtheit in etwa gleichen Bereich von 33/43 (77%: [33, 49, 50]). Sie sinkt bei zusätzlicher Gastroenterostomie oder Pyloroplastik auf 29/46 (63%: [33, 49, 50]) und erreicht bei Resektionsmägen eine Frequenz von 81/260 (31%: [1, 8, 11, 19, 24, 27, 39, 40, 49, 50, 54]; Tabelle 3), wobei die Kolonisationsrate bei der B I-Modifikation höher als bei der B II-Variante zu liegen scheint. Offensichtlich interferieren die resezierenden Operationsverfahren mit der Keimbesiedlung. Die Detergenz-Wirkung der Gallensalze wäre hierfür eine plausible Erklärung. Zudem bleibt zu beachten, daß durch die Antrumresektion das primäre Habitat der Erreger vollständig oder partiell entfernt wird.

Tabelle 3. Assoziation der Ulkuskrankheit einschließlich pädiatrischer und postoperativer Patienten mit der *C. pylori*-Besiedlung des Magens. In Klammern angegeben sind die für repräsentativ erachteten Richtwerte in den einzelnen Krankheitsgruppen

Diagnose	*C. pylori*-Nachweisrate	
	absolut	prozentual
Ulcus duodeni	923/1054	88% (95%)
Ulcus ventriculi	479/ 753	64% (70%)
Pädiatr. UD	11/ 11	100% (95%)
Vagotomie	33/ 43	77%
Vagot. + Pyl/GE	29/ 46	63%
Resektionsmagen	81/ 260	31%

Altersprävalenz, epidemiologische Sondergruppen

In der allgemeinen Bevölkerung besteht ein eindrucksvoller Häufigkeitsanstieg der *C. pylori*-Besiedlung mit zunehmendem Alter. So fanden Graham et al. [26] mit der ^{13}C-Atemtest-Methode eine aktive Infektion bei 5% der 25–44jährigen, bei 20% der 45–54jährigen, bei 50% der 55–64jährigen und bei 75% der 65–84jährigen. Dieses für eine Infektion ungewöhnliche epidemiologische Verhalten würde, kausale Beziehungen vorausgesetzt, eine altersbezogene Zunahme der peptischen Ulkuskrankheit erwarten lassen. In der Literatur gilt aber gerade die Ulcus duodeni-Krankheit als ein Phänomen des jungen und mittleren Erwachsenenalters. Allerdings scheint diese Auffassung irrig oder zumindest für die gegenwärtigen Jahrgangskohorten nicht mehr zutreffend zu sein. Große epidemiologische Untersuchungen der letzten Jahre zeigen nämlich unter anderem eine eindeutige altersbezogene Zunahme der Arztbesuche durch die Ulcus ventriculi- und die Ulcus duodeni-Erkrankung [55] sowie auch einen altersbezogenen Anstieg der Mortalität durch beide Ulkusformen [36]. Die Alters-Epidemiologie der Ulkuskrankheit widerspricht also keineswegs dem Muster der *C. pylori*-Kolonisation.

Weitere wichtige epidemiologische Erkenntnisse entstammen serologischen Untersuchungen aus Australien. Die Gruppe um Kaldor et al. [22] fand bei Immigranten aus Äthiopien, einer Bevölkerung mit hoher Prävalenz kompliziert verlaufender Ulkuskrankheiten, eine hohe Rate positiver *C. pylori*-Antikörpertiter, während die Sero-Prävalenz bei australischen Ureinwohnern, bei denen bisher ein Ulkusleiden nicht beschrieben worden ist, sehr niedrig lag.

Kausalität oder bloße Assoziation – zur Pathogenese

Aus solchen epidemiologischen Daten ist nicht abzuleiten, ob es sich bei *C. pylori* um einen kausalen Faktor oder eine bloße Assoziation im Sinne eines Epiphänomens handelt. Eine Fülle anderer klinischer, tierexperimenteller, immunologischer und morphologischer Daten hat mittlerweile allerdings gezeigt, daß *C. pylori* eine direkte ursächliche Rolle für die chronische Gastritis vom Antrumtyp spielt [5, 9, 25]. Dieser Umstand läßt eine alte und zuvor nicht erklärbare Beobachtung in einem neuen Licht erscheinen, daß nämlich sowohl die duodenale als auch die gastrale Ulkuskrankheit in ihrer häufigsten Variante, der idiopathischen rezidivierenden Ulkuskrankheit, fast ausschließlich mit einer Gastritis vom Antrum-Typ vergesellschaftet auftritt [5, 10] und daher auch mit dem Akronym GAUD (Gastritis-assoziierte Ulkuskrankheit; gastritis-associated ulcer disease: [5]) umschrieben werden kann.

Die Beziehungen zwischen *C. pylori*-Infektionen und chronisch-rezidivierender Ulkuskrankheit sind offensichtlich eher indirekt und scheinen über die chronische Gastritis vermittelt zu werden, zumal nur ein kleiner Teil der *C. pylori*-Träger (Lebenszeit-Prävalenz: 80%) im Laufe ihres Lebens peptische Ulzera (Lebenszeit-Prävalenz in der Bevölkerung: 10%) entwickelt. Während *C. pylori* also die direkte Ursache für eine Gastritis vom Antrumtyp darzustellen scheint, spielt der Erreger im Hinblick auf die idiopathische Ulkuskrankheit eher die Rolle einer notwendigen Bedingung, gleichrangig mit dem Faktorenpaar Säure/Pepsin [9].

Notwendige Bedingungen sind für sich allein nicht hinreichend, die Erkrankung auszulösen. Andererseits würde ihre Eliminierung genügen, um die Krankheit zu beenden. Die bisherigen Erfahrungen sowohl mit der Langzeit-H_2-RA-Therapie als auch mit der *C. pylori*-Eradikation (siehe „Therapeutische Implikationen") sind mit diesen Vorstellungen gut vereinbar. Diese Überlegungen machen auch deutlich, daß mit einer Erfüllung der Koch'schen Postulate für *C. pylori* im Hinblick auf die Ulkuskrankheit [17] nicht zu rechnen ist, da solche Vorstellungen von der unzutreffenden Voraussetzung einer direkten kausalen Beziehung ausgehen.

Damit sich bei Präsenz von Säure/Pepsin einerseits und *C. pylori*-Gastritis andererseits peptische Ulkusschübe entwickeln, sind weitere variable, nicht-essentielle Risikofaktoren, die „begünstigenden Bedingungen", anzunehmen. Diese entsprechen den aus der Ulkuspathogenese seit langem bekannten Risikofaktoren wie Zigarettenrauchen, genetischen Einflüssen, Besonderheiten im Pepsin-Metabolismus, möglicherweise exogenen Stressoren, usw. Durch die Campylobacter-Hypothese werden die bisherigen Vorstellungen zur Ulkus-Pathogenese also nicht abgelöst, sondern vielmehr um eine weitere notwendige Bedingung ergänzt. Viele Fragen bleiben auch in der Campylobacter-Ära ungeklärt, z. B. die Lokalisationsmechanismen der stets fokal manifestierten Ulkuskrankheit vor dem Hintergrund der eher diffusen *C. pylori*-Gastritis. Zudem sind die tatsächlichen lokalen Pathomechanismen von *C. pylori* allenfalls erst ansatzweise erkennbar.

Die formale Pathogenese der Gastritis-assoziierten idiopathischen Ulkuskrankheit des Magens kann mit dem in Abbildung 1 wiedergegebenen Mengendiagramm verdeutlicht werden. Mit der Entwicklung von Ulzera ist in der Schnittmenge der Populationen mit einem Schwellenwert an Säure/Pepsin bei gleichzeitiger *C. pylori*-Gastritis und zusätzlicher Präsenz individueller, begünstigender Bedingungen zu rechnen.

Daß der Antrumkeim *C. pylori* auch für die Genese des Ulcus duodeni Bedeutung gewinnen kann, läßt sich über das Phänomen der duodenalen gastrischen Metaplasie (DGM) erklären. Als Adaptation an die Unter-

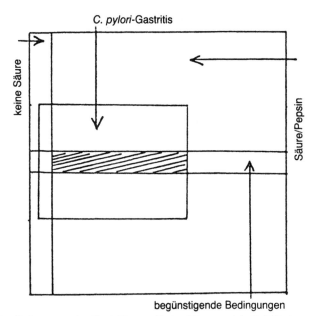

Abb. 1. Zur formalen Pathogenese des Gastritis-assoziierten Ulcus ventriculi. Mit einer Ulkusentstehung ist in der Schnittmenge der Populationen mit einem Schwellenwert von Säure und Pepsin bei gleichzeitiger *C. pylori*-Gastritis und zusätzlichem Auftreten variabler, nicht-essentieller begünstigender Bedingungen zu rechnen

schreitung einer pH-Schwelle im Bulbus duodeni kommt es auch bei Gesunden häufig zu einer fokalen Umwandlung des Epithels vom absorptiven Typ in sekretorisches Epithel vom Magentyp mit Produktion eines neutralen Schleims. Bei gleichzeitiger *C. pylori*-Kolonisation des Antrums scheint eine Besiedlung dieser metaplastischen Bulbusschleimhaut stattzufinden, was in einer aktiven Duodenitis als Matrix der duodenalen Ulkuskrankheit resultiert [59]. Diese Assoziationen sind von Wyatt et al. [59] an 290 Patienten mit nichtulzeröser Dyspepsie gesichert worden (Abb. 2). Die Pathogenese der Ulcus duodeni-Krankheit unter dem *C. pylori*-Aspekt läßt sich somit mittels eines Dualismus von duodenaler gastrischer Metaplasie (DGM) und absteigender *C. pylori*-Kolonisation des oberen Magen-Darm-Trakts beschreiben (Abb. 3).

Diese Überlegungen gelten nur für die Gastritis-assoziierten Varianten der duodenalen und gastralen Ulkuskrankheit. Die Campylobacter-Forschung hat damit erneut hervorgehoben, daß Ulcera duodeni und insbesondere Ulcera ventriculi verschiedene Krankheitsgruppen ("many diseases")

107

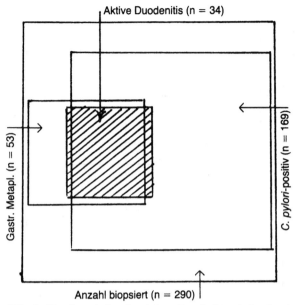

Abb. 2. Zur Assoziation der aktiven Duodenitis mit duodenaler gastrischen Metaplasie (DGM) und *C. pylori*-Gastritis des Antrums [nach 59]. Eine aktive Duodenitis als Matrix der duodenalen Ulkuskrankheit entwickelt sich bei Zusammentreffen der gastrischen Metaplasie der Bulbusschleimhaut mit einer *C. pylori*-Kolonisation des Magenantrums. Offensichtlich ermöglicht diese DGM ein Absteigen der Infektion in den Bulbus

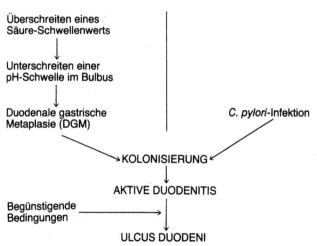

Abb. 3. Zur formalen Pathogenese des Gastritis-assoziierten Ulcus duodeni

Tabelle 4. Aufstellung über die Gastritis-assoziierten und die nicht-Gastritis-assoziierten Formen der peptischen Ulkuskrankheit

Varianten der Gastroduodenalen Ulkuskrankheit
Ulus*krankheit*: nicht eine, sondern viele Krankheiten (Rotter, 1981)
A) idiopathische, rezidivierende Ulkuskrankheit
Gastritis-assoziierte Ulkus-„Disease" (Gaud)
B) nicht-Typ-B-Gastritis-assoziiert:
1. Nichtsteroidale Antirheumatika (NSAR)
2. Duodenogastraler Reflux?
3. Hypergastrinämie-Syndrome
4. andere Erreger (z. B. Herpes-, CM-Virus?)
5. spezifische Gastritis (u. a. M. Crohn)

darstellen [53], von denen ein Teil (5% der Ulcera duodeni, 30% der Ulcera ventriculi) nicht mit *C. pylori* verknüpft ist (Tabelle 4). In diesen Gruppen können insbesondere nichtsteroidale Antirheumatika, Refluxphänomene, endokrine Ursachen und vielleicht auch andere belebte Erreger eine ursächliche Rolle spielen.

Therapeutische Implikationen

Die Validität der hier formulierten Campylobacter-Hypothese (*C. pylori*-Gastritis als notwendige Bedingung der idiopathischen rezidivierenden Ulkuskrankheit) läßt sich durch therapeutische Interventionen und anschließende Langzeitbeobachtungen nach Keimeradikation leicht überprüfen. Hierzu existieren zwei bisher nur in Abstract-Form vorgelegte Studien [34, 43], die beide eine deutliche Senkung der Ulcus duodeni-Rezidivrate, z. B. auf 20% bei Keim-Negativen versus 74% bei *C. pylori*-

Tabelle 5. Hypothetische Ereignissequenz nach therapeutischer Eradikation von *C. pylori*. Diese Sequenz ist Ausgangspunkt klinischer Interventionsstudien

Hypothetische Kette der Therapiefolgen
Eradikation von *C. pylori*
↓
Heilung der chronischen Typ B-Gastritis
↓
Elimination einer notwendigen Bedingung für Ulkuskrankheit („GAUD")
↓
Verhinderung/Verzögerung von Rezidiven

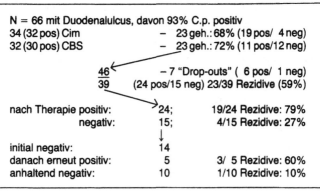

N = 66 mit Duodenalulcus, davon 93% C.p. positiv

34 (32 pos) Cim   – 23 geh.: 68% (19 pos/ 4 neg)
32 (30 pos) CBS   – 23 geh.: 72% (11 pos/12 neg)

                    46   – 7 "Drop-outs" (6 pos/ 1 neg)
                    39   (24 pos/15 neg) 23/39 Rezidive (59%)

nach Therapie positiv: 24;   19/24 Rezidive: 79%
              negativ: 15;   4/15 Rezidive: 27%

initial negativ: 14
danach erneut positiv: 5   3/ 5 Rezidive: 60%
anhaltend negativ: 10   1/10 Rezidive: 10%

Abb. 4. Zusammenfassung der ersten *C. pylori*-Interventionsstudie zum Studium der *C. pylori*-abhängigen Rezidivrate bei der Ulcus duodeni-Krankheit [7]

positiven, beschreiben [43]. Auch die erste ausführlich publizierte, unter *C. pylori*-Aspekten durchgeführte Ulcus-duodeni-Studie [17] nach Wismut-Therapie bestätigt die *C. pylori*-Hypothese eindrucksvoll. Bei anhaltender Keimeradikation fanden Coghlan et al. [17] eine Ein-Jahres-Rezidivrate von 10% (1/10), bei positivem Keimbefund lag die Rezidiv-Rate dagegen bei 79% (19/24) (Abb. 4).

Die Auswertung dieser initialen Ulkusstudien wird durch den Umstand erschwert, daß eine dauerhafte Eradikation von *C. pylori* durch Wismut-Monotherapie nur in 10%–30% und auch bei Kombination mit einem zusätzlichen Antibiotikum nur in etwa 50% gelingt. Eine zwecks klarer Trennung zwischen randomisiert Keim-negativen und Keim-positiven Gruppen notwendige effiziente Eradikation wird sich nach eigenen Erfahrungen erst mit einer Tripel-Therapie aus Wismut und Antibiotikakombinationen verwirklichen lassen [6].

Kein essentieller Bestandteil der Campylobacter-Hypothese ist die Forderung, daß eine Keim-Elimination auch zu einer Beschleunigung der Ulkus-Heilung führen sollte. Faktoren, welche die Entstehung eines Ulkus bestimmen, müssen nämlich keineswegs mit denjenigen übereinstimmen, die für die Heilungsgeschwindigkeit eine Rolle spielen. Analog dem Problem der „zytoprotektiven" Prostaglandine ist von einer Keimeradikation vorrangig eine Senkung der Rezidivrate, nicht aber notwendigerweise eine Beschleunigung der Heilung zu erwarten [5]. Die ersten klinischen Studien zu dieser Frage zeigen widersprüchliche Ergebnisse. Während manche Autoren eine Beschleunigung der Ulkusheilung nach Keimeradikation beschreiben [3, 43], wird dieser Sachverhalt von anderen nicht bestätigt [34].

Im Rahmen dieser Mitteilung wird nicht eingegangen auf das unabhängig von der Campylobacter-Hypothese schon zuvor erarbeitete Wissen um die hohe Wirksamkeit der Wismutsalze in der Schubtherapie der Ulcera duodeni und ventriculi [51, 58] und auch hinsichtlich der Verminderung der Rezidivraten im Vergleich zu H_2-RA [46]. Obwohl Wismutsalze eine Fülle von Wirkmechanismen aufweisen, scheint die *C. pylori*-Bakterizidie aufgrund klinischer Beobachtungen, nach denen eine sechswöchige Wismuttherapie 70% der *C. pylori*-positiven, aber nur 30% der *C. pylori*-negativen Ulcera peptica zur Abheilung brachte, eine entscheidende Rolle zu spielen [30].

Zusammenfassung

1. Das Ulcus duodeni-Leiden ist mehrheitlich (95%) eine *C. pylori*-assoziierte Erkrankung, während beim Ulcus ventriculi eine größere Bandbreite (30%) *C. pylori*-unabhängiger Varianten (nichtsteroidale Antirheumatika, endokrine Faktoren, Reflux?) existiert.
2. Für das Ulkus-Leiden (idopathische rezidivierende Gastritis-assoziierte Variante, GAUD) stellt *C. pylori* keine direkte Ursache, sondern eher eine notwendige Bedingung gleichrangig mit dem Faktorenpaar Säure und Pepsin dar.
3. Die Vorstellungen zur Pathogenese der Ulkus-Krankheit bleiben auch unter dem Gesichtspunkt *„Campylobacter pylori"* insgesamt noch lückenhaft, sie werden lediglich durch die Annahme einer zusätzlichen notwendigen Bedingung (neben Säure und Pepsin) erweitert.
4. Eine Elimination einer der beiden notwendigen Faktorengruppen Säure/Pepsin einerseits und *C. pylori* andererseits müßte genügen, Ulkusrezidive zu verhüten. Die bisherigen Erfahrungen mit der langfristigen H_2-RA-Therapie sowie mit der *C. pylori*-Eradikation lassen sich mit dieser Vorstellung gut vereinbaren.
5. Damit bietet die *C. pylori*-Hypothese erstmals einen realistischen Ansatz, mittels einer befristeten medikamentösen Intervention eine anhaltende Beeinflussung des Spontanverlaufs der Ulkuskrankheit zu bewirken. Das setzt eine vollständige Eradikation der Erreger voraus, was mittels Monotherapie nur selten, mittels Tripel-Therapie aber wahrscheinlich mit hoher Zuverlässigkeit gelingt. Solche aufwendigen Therapieschemata erfordern allerdings eine kritische Indikationsstellung. Sie eröffnen gute Möglichkeiten, die Validität der *C. pylori*-Hypothese durch Langzeitbeobachtungen der Gastritis-Dynamik und der Ulkus-Rezidivraten sowie ihrer gegenseitigen Abhängigkeiten nach Keimeradikation zu überprüfen.

6. Eine therapeutische Keimeradikation wäre nutzlos, wenn regelhaft oder häufig mit einer raschen exogenen Reinfektion zu rechnen wäre. Die bisherigen Erfahrungen aus Amsterdam und Australien sprechen dafür, daß exogene Reinfektionen seltene Ereignisse darstellen und den Sinn einer *C. pylori*-Therapie daher nicht in Frage stellen. Ähnlich wie die Ergebnisse der ersten Interventionsstudien bedürfen diese Probleme aber umfangreicher, langfristiger weiterer Beobachtungen, bis aus der faszinierenden Campylobacter-Hypothese zweifelsfrei gesichertes medizinisches Wissen und klar umrissene therapeutische Indikationsstellungen entstanden sein werden.

Literatur

1. Barthel JS, Havey AD, Madsen RW, Everett ED (1987) Campylobacter pyloridis in benign ulcer disease requiring surgical treatment. Gastroenterology 92: A1309
2. Bayerdörffer E, Pirlet Th, Ottenjann R, Kasper G (1986) Peptisches Ulkus und Campylobacter pyloridis. Dtsch med Wschr 111: 1459–1461
3. Bayerdörffer E, Kasper G, Pirlet Th, Sommer A, Ottenjann R (1987) Ofloxacin in der Therapie Campylobacter-pylori-positiver Ulcera duodeni. Dtsch med Wschr 112: 1407–1411
4. Börsch G (1987) Was ist gesichert in der Therapie: Peptische Erkrankungen des Gastroduodenums. Arcis, München
5. Börsch G (1987) Campylobacter pylori: New and renewed insights into gastritis-associated ulcer disease (GAUD). Hepato-gastroent. 34: 191–193
6. Börsch G, Mai U, Müller K-M (1988) Monotherapy or polychemotherapy in the treatment of Campylobacter pylori-related gastroduodenal disease. Scand J Gastroenterol 23 (Suppl 142): 101–106
7. Börsch G, Schmidt G, Wegener M (1986) Rationale konservative Therapie des Gastroduodenalulkus. Intern Welt 9: 162–169
8. Börsch G, Schmidt G, Wegener M, Sandmann M, Adamek R, Leverkus F, Reitemeyer E (1988) Campylobacter pylori: prospective analysis of clinical and histologic factors associated with colonization of the upper gastrointestinal tract. Europ J Clin Invest 18: 133–138
9. Börsch G, Schmidt G (1987) Chronische Gastritis als Infektion und Wegbereiter der peptischen Ulkuskrankheit? Dtsch med Wschr 112: 1847–1848
10. Börsch G, Wegener M, Schmidt G (1987) Bedeutung Campylobacter-ähnlicher Bakterien (CLO) für Erkrankungen des Magens und des Duodenums. Fakten, Hypothesen, klinische Perspektiven. Med Klin 82: 367–372
11. Bremer J, Dean P (1987) Campylobacter pyloridis in the post-antrectomy gastric remnant. Gastroenterology 92: A1327
12. Brunner H, Mittermayer H, Regele H (1987) Die Campylobacter-pylori-Besiedlung der Antrumschleimhaut bei Patienten mit chronischen Gastritiden und peptischem Ulkus. Z Gastroenterol 25 (Suppl 4): 20–23
13. Buck GE, Gourley WK, Lee WK, Subramanyam K, Latimer JM, DiNuzzo AR (1986) Relation of Campylobacter pyloridis to gastritis and peptic ulcer. J Infect Dis 153: 664–669

14. Burette A, Glupczynski Y, Jonas C, De Reuck M, Van Gossum M, Deprez C, Tielemans C, Deltenre M (1986) Signification de la présence du Campylobacter pyloridis dans l'antre gastrique. Acta Gastro-Enterol Belg 49: 70–84
15. Cadranel S, Rodesch P, de Prez C, Goossens H, Labbe M, Glupczynski Y (1987) Chronic gastritis in childhood: role of Campylobacter pyloridis. The IVth international workshop on Campylobacter infections. Göteborg, Sweden, Abstract No 32
16. Cave DR, O'Brien M, Taylor N, Fox J (1987) Campylobacter pyloridis and gastritis: chicken or egg? Gastroenterology 92: A1340
17. Coghlan JG, Gilligan D, Humphries H, McKenna D, Dooley C, Sweeney E, Keane C, O'Morain C (1987) Campylobacter pylori and recurrence of duodenal ulcers – a 12-month follow-up study. Lancet ii: 1109–1111
18. Csiszár K, Gyepes P, Bujalka R (1987) Frequency of Campylobacter pyloridis isolated from patients with gastrointestinal disorders. The IVth international workshop on Campylobacter infections. Göteborg, Sweden, Abstract No 40
19. Dickgießer N, Kasper GF, Manegold BC, Jung M, Raute-Kreinsen U (1987) Campylobacterähnliche Bakterien in der Magenschleimhaut. Münch med Wschr 129: 420–423
20. Drumm B, Sherman P, Cutz E, Karmali M (1987) Association of Campylobacter pylori on the gastric mucosa with antral gastritis in children. New Engl J Med 316: 1557–1561
21. Dworkin B, Chodos J, Van Horn K, Smith F, Weiss L, Rosenthal WS, Perez G, Blaser M (1987) Campylobacter pyloridis in gastritis and peptic ulcer disease: endoscopic correlation and an assessment of diagnostic tests. Gastroenterology 92: A1378
22. Dwyer B, Kaldor J, Tee W, Marakowski E, Lambert J, Flannery G (1987) Campylobacter pyloridis sero-epidemiology in a variety of ethnic groups in Australia. The IVth international workshop on Campylobacter infections. Göteborg, Sweden, Abstract No 47
23. Eastham EJ, Elliott TSJ, Berkeley D, Jones DM (1987) Campylobacter pyloridis gastritis in children. The IVth international workshop on Campylobacter infections. Göteborg, Sweden, Abstract No 49
24. Fischer R, Schwenke E, Siedentopf K, Schultz M, Sämisch W (1987) Campylobacter pyloridis (C.p.) in Biopsieproben der Magenschleimhaut. Z Klin Med 42: 649–651
25. Graham DY, Klein PD (1987) Campylobacter pyloridis gastritis. The past, the present, and speculations about the future. Am J Gastroenterol 82: 283–286
26. Graham DY, Klein PD, Opekun AR, Alpert LC, Klish WJ, Evans DJ, Evans DG, Michaletz PA, Yoshimura HH, Adam E, Button TW (1987) Epidemiology of Campylobacter pyloridis infection. Gastroenterology 92: A1411
27. Gustavsson S, Phillips SF, Malagelada J-R, Rosenblatt JE (1987) Assessment of Campylobacter-like organisms in the postoperative stomach, iatrogenic gastritis, and chronic gastroduodenal diseases: preliminary observations. Mayo Clin Proc 62: 265–268
28. Hirschl AM, Stanek G, Rotter M, Pötzi R, Gangl A, Hentschel E, Schütze K, Holzner H-J, Nemec H (1987) Campylobacter pylori, Gastritis und Ulcus pepticum. Wien klin Wschr 99: 493–497
29. Hui WM, Lam SK, Ho J, Chau PY, Lui I, Lai CL, Lok A, Ng MMT (1986) Campylobacter-like organisms (CLOS) do not affect the healing of gastric ulcers (GU). Gastroenterology 90: A1468
30. Humphries H, Dooley C, O'Leary D, Bourke S, McKenna D, Power B, Keane C, Sweeney E, O'Morain CA (1986) Effect of therapy on Campylobacter pyloridis – a randomised trial. Gut 27: A611

31. Itoh T, Yanagawa Y, Shingaki M, Takahashi M, Kai A, Ohashi M, Hamana G (1987) Isolation of Campylobacter pyloridis from human gastric mucosa and characterization of the isolates. Microbiol Immunol 31: 603–614

32. Jian SJ, Liu WZ, Zhang DZ, Shi Y, Xiao SD, Zhang ZH, Lu DY (1987) Campylo-bacter-like organisms in chronic gastritis, peptic ulcer, and gastric carcinoma. Scand J Gastroenterol 22: 553–558

33. Johnston BJ, Reed PI, Ali MH (1987) The effect of vagotomy on Campylobacter pylori. Gut 28: A1410

34. Lambert JR, Borromeo M, Korman MG, Hansky J, Eaves ER (1987) Effect of colloidal bismuth (De-Nol) on healing and relapse of duodenal ulcers – role of Campylobacter pyloridis. Gastroenterology 92: A1489

35. Lamouliatte H, Megraud F, de Mascarel A, Roux D, Quinton A (1987) Campylobac-ter pyloridis and epigastric pain: endoscopic, histological, and bacteriological correla-tions. Gastroenterol Clin Biol 11: 212–216

36. Langman MJS (1987) Peptic ulcer treatment now and tomorrow. J Clin Gastroenterol 9 (Suppl 2): 2–6

37. Lucak BK, Kouroupos E, Sherman A, Lustbader I (1987) Campylobacter pyloridis in patients with peptic ulcer disease. Am J Gastroenterol 82: A938

38. Mahony MJ, Wyatt J, Littlewood JM (1987) Campylobacter associated gastritis in children. Gut 28: A1357

39. Malfertheiner P, Bode G, Vanek E, Stanescu A, Lutz E, Blessing J, Ditschuneit H (1987) Campylobacter pylori – besteht ein Zusammenhang mit der peptischen Ulkus-krankheit? Dtsch med Wschr 112: 493–497

40. Marcheggiano A, Iannoni C, Agnello M, Paoluzi P, Pallone F (1987) Campylobacter-like organisms on the human gastric mucosa. Relation to type and extent of gastritis in different clinical groups. Gastroenterol Clin Biol 11: 376–381

41. Marshall BJ, Warren JR (1984) Unidentified curved bacilli in the stomach of patients with gastritis and peptic ulceration. Lancet i: 1311–1314

42. Marshall BJ, Armstrong JA, McGechie DB, Glancy RJ (1985) Attempt to fulfil Koch's postulates for pyloric Campylobacter. Med J Aust 142: 436–439

43. Marshall BJ, Goodwin CS, Warren JR, Murray R, Blincow E, Blackbourn S, Phillips M, Waters T, Sanderson C (1987) Long term healing of gastritis and low duodenal ulcer relapse after eradication of Campylobacter pyloridis. A prospective double-blind study. Gastroenterology 92: A1518

44. McNulty CAM, Dent JC, Uff JS, Barnes RJ, Ford GA, Gear MWL, Wilkinson SP (1987) Assessment of the importance of Campylobacter pylori in upper gastrointesti-nal disease, by means of computerized records. The IVth international workshop on Campylobacter infections. Göteborg, Sweden, Abstract No 251

45. Menge H, Warrelmann M, Loy V, Schmidt H, Gregor M, Skubis R, Hahn H, Riecken EO (1987) Campylobacter pylori in Magen, Duodenum und Kolon gastroenterologi-scher Patienten. Dtsch med Wschr 112: 1403–1407

46. Miller JP, Faragher EB (1986) Relapse of duodenal ulcer. Does it matter which drug is used in initial treatment? Brit med J 293: 1117–1118

47. Morris A, Arthur J, Nicholson G (1986) Campylobacter pyloridis infection in Auck-land patients with gastritis. New Zealand Med J 99: 353–355

48. Niemelä S, Karttunen T, Lehtola J (1987) Campylobacter-like organisms in patients with gastric ulcer. Scand J Gastroenterol 22: 487–490

49. O'Conner HJ, Dixon MF, Wyatt JI, Axon ATR, Ward DC, Dewar EP, Johnston D (1986) Effect of duodenal ulcer surgery and enterogastric reflux on Campylobacter pyloridis. Lancet ii: 1178–1181

50. O'Connor HJ, Dixon MF, Wyatt JI, Axon ATR, Dewar EP, Johnston D (1987) Campylobacter pylori and peptic ulcer disease. Lancet ii: 633–634
51. Rösch W (1987) Therapie des peptischen Ulkus und der chronischen Gastritis mit Wismutsalzen. Z Gastroenterol 25 (Suppl 4): 34–40
52. Romaniuk PJ, Zoltowska B, Trust TJ, Lane DJ, Olsen GJ, Pace NR, Stahl DA (1987) Campylobacter pylori, the spiral bacterium associated with human gastritis, is not a true Campylobacter sp. J Bacteriol 169: 2137–2141
53. Rotter JI (1981) Gastric and duodenal ulcer are each many different diseases. Dig Dis Sci 26: 154–160
54. Samanta AK, Chen T, Nahass D (1987) Campylobacter pyloridis in gastritis following Billroth II gastroenterostomy. Am J Gastroenterol 82: A934
55. Sonnenberg A (1987) Changes in physician visits for gastric and duodenal ulcer in the United States during 1958–1984 as shown by national disease and therapeutic index (NDTI). Dig Dis Sci 32: 1–7
56. Talwar T, Levendoglu H (1987) Campylobacter pyloridis in gastric ulcer and gastritis: clinical and microscopic correlation. Am J Gastroenterol 82: A932
57. Taylor TV (1987) Parietal cell vagotomy: long-term follow-up studies. Br J Surg 74: 971–972
58. Tytgat GNJ (1987) Colloidal bismuth subcitrate in peptic ulcer – a review. Digestion 37 (Suppl 2): 31–41
59. Wyatt JI, Rathbone BJ, Dixon MF, Heatley RV (1987) Campylobacter pyloridis and acid induced gastric metaplasia in the pathogenesis of duodenitis. J Clin Pathol 40: 841–848

Diskussion

Dr. Gregor:

Neben der Tatsache, daß ich Ihren Vortrag ebenfalls genossen habe, habe ich zwei Fragen. Eine, wo ich Ihnen in Ihrer Logik nicht ganz folge, das ist Ihre Kausalitätskette, die Sie hinsichtlich der Altersverteilung der Ulkuserkrankung ziehen. Sie verweisen auf die Mortalität, die im Alter zunimmt, ebenso wie die Arztbesuche im Rahmen der Ulkuserkrankung. Für mich ist die Tatsache, daß alte Menschen an ihrer Ulkuserkrankung sterben, eher mit den Komplikationen assoziiert gewesen. Das heißt, ein Patient von 60–70 Jahren, der eine Komplikation im Sinne einer Blutung erlebt, erlebt auch viel häufiger als ein junger Mensch das letale Ende seiner Erkrankung. Ebenso mit den Hausbesuchen. Die Schwelle, den Arzt zu rufen, sei es weil der Patient gehbehindert ist in seinem hohen Alter oder weil er eine niedrigere Toleranz hat, ist dergestalt, daß ältere Menschen häufiger den Arzt rufen, da kann ich dieser Kausalitätskette nicht ganz folgen.

Die Frage, die aber vielleicht viel wichtiger ist in diesem Zusammenhang: sollen wir jetzt aus diesem Symposium herausgehen mit der Aufforderung, die Ulzera, die wir in der Praxis beobachten, zum Beispiel mit Wismut-Präparaten zu behandeln, wie es in der Lancet-Studie zitiert worden ist. Etwas handfestes als Information aus all diesen zehn Minuten faszinierender Logik: Sollen wir nach Hause gehen und Ulzera mit Wismut behandeln?

Prof. Ottenjann:

Ganz kurz, bevor Herr Börsch antwortet, in Chikago bei der letzten Tagung der amerikanischen Gastroenterologen ist in einer Ulkus-Studiengruppe gefragt worden, wer welches Mittel als das erste Ulkus-Therapeutikum ansieht, und da hat die Mehrheit sich noch für die H_2-Blocker, aber ein beträchtlicher Anteil bereits für Wismut entschieden. Herr Tytgat aus Amsterdam hat ja auch sehr viele Studien mit Wismut durchgeführt. In Kronberg, auf dem internationalen Symposium habe ich ihn nach seinem Vortrag gefragt, wie er es jetzt hält, ob für ihn Wismut als erstes Therapeutikum der Wahl beim Ulkus gilt. Er hat noch mit den Schultern gezuckt. Aber inzwischen sind ja einige Monate ins Land gezogen, und die Arbeit aus dem Lancet ist mittlerweile publiziert worden, insofern wird da vielleicht jetzt eine andere Meinung aufkommen.

Dr. Börsch:

Ganz kurz, Herr Gregor, Sie haben völlig recht. Es gibt nur schlechte Daten zur Altersepidemiologie des Ulcus duodeni, und die Daten, die ich zitiert habe, sind die einzigen, die man dazu anführen kann. Die Mortalitätsdaten sind letztlich alleine nicht beweisend, aber sie stützen die allgemeine Auffassung, daß auch das Ulcus duodeni heute schon eine altersassoziierte Krankheit ist. Die Daten von Sonnenberg sind viel besser, weil sie die Mortalität außer acht lassen. Es waren übrigens keine Hausbesuche, sondern Arztbesuche, also Patienten, die ihren Arzt aktiv aufgesucht haben. Die Sonnenberg-Daten sprechen dafür, daß mit zunehmendem Alter diese Arztbesuche für Ulcus duodeni häufiger werden. Das sind vage Hinweise, aber bessere Daten zur Epidemiologie gibt es nicht. Es gibt andererseits keine Daten, die heute noch beweisen, daß das Ulcus duodeni wirklich eine Krankheit des jungen und mittelalten Menschen ist.

Zum zweiten Punkt, den hat Professor Ottenjann eigentlich schon beantwortet. Die Wismutsalze sind eine exzellente Therapie des Ulkusleidens. Das wissen wir nicht erst seit Campylobacter, sondern seit den vielen kontrollierten Wismutstudien bei Ulcera duodeni und ventriculi. Professor Ottenjann hat eingangs in seinem Referat das Bild der Sammelstudien gezeigt, daß einerseits die Heilungsraten bei Wismut und bei H_2-Blockern gleich sind, daß aber andererseits die Rezidivraten im Jahr danach deutlich besser sind, nämlich nach Wismut 59 Prozent, nach H_2-Blockern 85 Prozent. Frau Eberhard hat dazu eine Studie gemacht, die in Abstract-Form in „Gastroenterology" publiziert ist, die ebenfalls zeigen konnte, daß die Heilungsraten unter Wismutsalzen gleich sind wie unter H_2-Blockern, während die Rezidivraten offensichtlich geringer sind. Wismutsalze sind eine optimale Therapie, daran habe ich keinen Zweifel. Wenn man heutzutage in der Praxis unter Campylobacter-Aspekten therapieren will, dann kann man sich derzeit lediglich auf die Wismutsalze stützen. Wir selber arbeiten intensiv wissenschaftlich an der Kombinations-Therapie, darüber wird Herr Bayerdörffer berichten.

Dr. Schmitt:

Zur Frage der Epidemiologie im Alter bzw. in der Jugend des Patienten ist zu sagen, daß dies auch ein Effekt der H_2-Blocker-Therapie ist, daß nämlich die Komplikationen eines Ulkus, sei es Blutung oder Perforation, in das höhere Lebensalter hinausgeschoben werden. Vor der H_2-Blocker-Aera traten diese Komplikationen früher auf. Es ist ja eine altbekannte Tatsache, daß die Chirurgen heute mit einer Situation konfrontiert sind, wo sie Patienten in höherem Lebensalter an den Komplikationen eines Ulkus operieren müssen, was früher in dieser Form nicht der Fall war.

Prof. Ottenjann:

Dazu muß man aber kurz sagen, daß auch epidemiologisch zwei unterschiedliche Bewegungen im Gang sind. Bei den jugendlichen Patienten nimmt die Ulkushäufigkeit ab, bei den älteren Patienten nimmt sie zu. Zudem ist es in diesem Zusammenhang auch ganz wichtig, was die Komplikationen verursacht. Die Zunahme der Komplikationen findet sich bei den alten Menschen, und bei diesen gibt es, das hat Langman aus Nottingham gezeigt, eine Assoziation zwischen der Einnahme von nicht-steroidalen Antirheumatika und der Häufigkeit der Ulkus-Komplikation. Es sind hier sicher in verschiedenen Altersgruppen unterschiedliche Faktoren wirksam, und die sollte man nicht global in einen Topf werfen. Es sind offensichtlich doch durch zwei unterschiedliche Faktoren bedingte Prozesse im Bulbus oder im Magen.

Frage:

Könnte eine Vaccination die *Campylobacter-pylori*-Therapie bereichern?

Dr. Börsch:

Eine sehr wichtige und völlig richtige Spekulation, die gleichen Probleme gibt es aber auch bei der Zahnkaries, die ja auch bakteriell bedingt ist. Dort wird seit 20 Jahren an der Impfung gearbeitet, seit 20 Jahren gelingt sie nicht. Es mag sein, daß das bei Campylobacter, wenn überhaupt möglich, auch 20 Jahre dauern wird.

Frage:

Wie soll man die Campylobacter-Infektion praktisch diagnostizieren?

Dr. Börsch:

Beim Ulcus duodeni gilt nichts zu tun als der beste Standardtest, die Ergebnisse sind, wenn man nichts tut und einfach sagt, daß der Patient positiv ist, die besten. Die Summe der falsch-negativen und falsch-positiven Ergebnisse ist dann insgesamt am niedrigsten. Beim Ulcus ventriculi muß man aus testtheoretischen Gründen Tests machen, und das kann für die Routine-Diagnostik nur der Urease-Schnelltest sein.

Bedeutung der *Elimination* von *Campylobacter pylori* in der Ulkustherapie

E. Bayerdörffer

Einleitung

Bevor zur Elimination von *Campylobacter pylori* als therapeutischem Ziel in der Behandlung von Ulcera duodeni Stellung genommen werden kann, muß die Frage der Indikation hierfür geklärt werden und damit auch die Frage nach der Pathogenität von *Campylobacter pylori (C. pylori)* hinreichend beantwortet sein.

Die Koch'schen Postulate

Vor ca. 100 Jahren hat Robert Koch 4 Postulate formuliert, die bei kausalem Zusammenhang zwischen einem potentiellen Erreger und einer Erkrankung erfüllt sein müssen. Sie gelten auch heute noch im wesentlichen unverändert für bakteriell bedingte Erkrankungen. Im folgenden werden diese Postulate im Zusammenhang mit den Untersuchungen zur Pathogenität von *Campylobacter pylori* kurz dargestellt.

1. Postulat: Ein potentieller Erreger sollte mikroskopisch in allen Fällen der Erkrankung in ausreichender Zahl gefunden werden, um die krankheitsbedingten Veränderungen zu erklären und er sollte nicht in vergleichbarer Zahl als apathogener Erreger vorkommen. – *Campylobacter pylori* wird in ca. 95% der Patienten mit aktiv chronischer Gastritis oder Ulcera duodeni nachgewiesen [8, 24] und nur in ca. 5% bei histologisch unauffälliger Magenschleimhaut [8, 24].
2. Postulat: Ein potentieller Erreger sollte in vitro angezüchtet werden. – Dies gelang für *Campylobacter pylori* erstmals 1982 [72].
3. Postulat: Die Inokulation eines Gesunden mit dem kulturell gewachsenen Erreger sollte die gleiche Erkrankung hervorrufen können. – Dies konnte in zwei Selbstversuchen gezeigt werden [48, 59].
4. Postulat: Der potentielle Erreger sollte in dem künstlich infizierten Organismus wieder unverändert isoliert werden können. – Dies wurde ebenfalls in beiden Selbstversuchen gezeigt [48, 59].

Im Zeitalter der Antibiotika hätte ein ergänzendes fünftes Postulat wahrscheinlich gelautet, daß die therapeutische Elimination eines Erregers zur Heilung der Erkrankung führen muß.

Stellenwert von Untersuchungen zur Pathogenität von Campylobacter pylori

Die bisher publizierten Untersuchungen über *C. pylori* lassen sich hinsichtlich ihrer Bedeutung werten:
1. Die am ehesten relevanten Aussagen hinsichtlich einer pathogenen Rolle von *C. pylori* bei aktiv chronischer Antrumgastritis und Ulcera duodeni ermöglichen Beobachtungen im Zusammenhang mit Selbstversuchen, da in ihnen alle Koch'schen Postulate für den potentiellen Zusammenhang zwischen einem Erreger und einer Erkrankung erfüllt wurden [48, 59]. Weiterhin belegen antimikrobielle Substanzen, insbesondere Antibiotika, aufgrund ihrer bekannten, ausschließlich antibakteriellen Wirkung, die pathogene Rolle von *C. pylori* bei Ulcera duodeni sozusagen ex iuvantibus [1, 2, 21, 43].
2. Weitere Indizien, die für eine pathogene Rolle von *C. pylori* sprechen, sind das Auftreten systemischer und lokaler Antikörper gegen *C. pylori* [51, 63], der Rückgang der Antikörpertiter nach erfolgreicher Elimination von *C. pylori* (E. Rauws, persönliche Mitteilung September 1987), die Anpassung von *C. pylori* an die hohe Viskosität des Mukus [29], die Fähigkeit zur Neutralisation des Umgebungsmilieus [49], die quantitative und qualitative Schwächung der Mukusbarriere bei *C. pylori*-Besiedlung [15]. Die Produktion von Cytotoxin [46] und der gelegentliche intrazelluläre Nachweis von *C. pylori* [47] sind weitere Hinweise für seine Pathogenität. Die enge Assoziation von *C. pylori* besiedelten gastralen Metaplasien im Bulbus duodeni mit aktiver Duodenitis und Ulcera duodeni [12, 34, 75] gibt Hinweise auf einen möglichen Pathomechanismus bei Ulcera duodeni.

Zusammenhang von Campylobacter pylori-positiver Antrumgastritis und Ulcera duodeni

Schon 1967, lange vor der *Campylobacter pylori*-Ära, wurde von Schrager et al. [66] berichtet, daß von 75 untersuchten Ulcus duodeni-Patienten alle eine, wenn auch unterschiedlich ausgeprägte, Antrumgastritis hatten. Wenn auch der Mechanismus unklar ist, der von einer Antrumgastritis zur Entstehung eines Ulcus duodeni führt, spricht doch die enge Assoziation

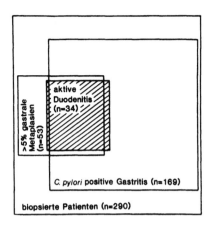

Abb. 1. Zusammenhang von *Campylobacter pylori* assoziierter Antrumgastritis und aktiver Duodenitis [75]; n = Anzahl der Patienten

von Antrumgastritis, *C. pylori* und Ulcera duodeni für eine pathogene Rolle von *C. pylori* bei Ulcera duodeni. Erste Berichte von Carrick et al. [12] bei Ulcera duodeni und von Wyatt et al. [75] bei aktiver Duodenitis zeigen auf, daß *C. pylori* in einer Häufigkeit von 95% bei einer Bulbitis in entzündlich veränderten, gastralen Metaplasien – meist antrales Epithel – im Bulbus duodeni gefunden wurde. Bei Vorliegen einer *C. pylori* assoziierten Duodenitis wurden von Wyatt et al. [75], Carrick et al. [12] und Johnston et al. [34] in allen Fällen auch eine *C. pylori* assoziierte Antrumgastritis gefunden, nicht aber umgekehrt. Im Bereich gastraler Metaplasien des Duodenums ohne Vorliegen einer Bulbitis und in normaler Duodenalschleimhaut wurde *C. pylori* nicht gefunden [12, 34, 75]. Die Untersuchungen von Wyatt et al. [75] haben auch gezeigt, daß die von *C. pylori* besiedelten gastralen Metaplasien mehr als 5% der Bulbusfläche einnehmen müssen (Abb. 1), um eng mit dem Vorhandensein einer aktiven Duodenitis zu korrelieren. Man kann daraus schließen, daß die *C. pylori* assoziierte Antrumgastritis offensichtlich nur ein – notwendiger – Faktor für die Entstehung von Ulcera duodeni ist.

Wismuttherapie von der Campylobacter pylori-Ära

Erste Pilotstudien zur Therapie von peptischen Ulzera mit Wismutsalzen wurden vor mehr als 25 Jahren von Flavell et al. [18] 1965 und Weiss & Kallmeyer [73] 1968 durchgeführt. Es folgten zahlreiche plazebo-kontrollierte Studien (zitiert in 70), die ebenfalls eine Beschleunigung der Ulkus-

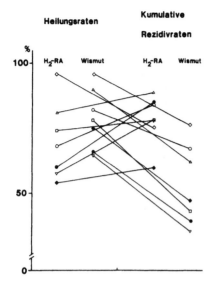

Abb. 2. Heilungs- und Rezidivraten von Ulcera duodeni unter Wismut- oder H_2-Rezeptorantagonistentherapie [nach 5, 27, 36, 45, 52, 68]

heilung zeigten. Der äquipotente Effekt von Wismutsalzen auf die Heilung von Ulcera duodeni im Vergleich mit H_2-RA wurde in den letzten 15 Jahren in zahlreichen vergleichenden klinischen Studien mit Cimetidin oder Ranitidin gezeigt [70; 5, 6, 27, 36, 45, 52, 68].

Schon 1971 berichteten Weiss et al. [74] über eine kontrollierte Studie, in der Ulcera duodeni nach Wismuttherapie signifikant weniger rezidivierten als nach H_2-RA Therapie. In der Folgezeit haben bis auf wenige Ausnahmen [36] alle Studien bei gleichen Heilungsraten signifikant niedrigere Rezidivraten nach Wismuttherapie im Vergleich zur H_2-RA Therapie zeigen können (Abb. 2) [6, 27, 45, 52, 68, 70].

Coughlin et al. [14] berichteten 1977, daß „chronische" Ulcera duodeni unter Wismuttherapie in über 90% heilten. Weitere Publikationen über die Heilung chronischer oder resistenter Ulcera duodeni unter Wismuttherapie folgten von Harley et al. [28] 1983, Lam et al. [38] 1984, Ward et al. [71] 1986 und Bianchi Porro et al. [7] 1986.

Antibakterielle Wirksamkeit von Wismut

Nachdem der kulturelle Nachweis von *C. pylori* gelungen war, wurden auch Wismutsalze in ihrer Wirkung auf das Wachstum des Erregers untersucht. Wismut wirkt bakterizid auf *C. pylori* und führt zur Auflösung des Bakte-

Tabelle 1. In vitro Sensitivität von *Campylobacter pylori* gegenüber Wismut

	n	MHK$_{90}$	Autor
Wismutsubcitrat	90	16	McNulty 1985, Goodwin 1986
Wismuttartrat	70	16	McNulty 1985
Wismutsubsalicylat	50	10	Skoglund 1987

n = Anzahl der *C. pylori* Kulturen, MHK$_{90}$ = minimale Hemmkonzentration für 90% der Stämme in mg/l

riums, wie in elektronenoptischen Studien gezeigt wurde [9]. Die MHK$_{90}$-Werte liegen zwischen 10 und 16 mg/l (Tabelle 1) [25, 40, 55, 69]. Die in vitro bakterizide Wirkung der Wismutsalze scheint nicht vom Anion abzuhängen. Erste Untersuchungen sprechen dafür, daß die in vitro erforderlichen Konzentrationen auch in vivo erreicht werden (Skoglund, persönliche Mitteilung, Juli 1987). Resistenz- oder Toleranzentwicklung von *C. pylori* gegenüber Wismutsalzen wurden nicht beschrieben.

Definition der Elimination von *Campylobacter pylori*

Ob im Anschluß an eine antimikrobielle Therapie der erneute Nachweis von *C. pylori* nach einem zunächst negativen Intervall auf eine Reinfektion oder eine erneute Vermehrung überlebender Keime zurückzuführen ist, ist bislang ungeklärt. Untersuchungen der DNS mit Hilfe der Restriktions-Endonuclease von Langenberg et al. [43] bei erneut *C. pylori* positiv gewordenen Patienten sprechen jedoch eher für ein Wiederaufflammen der Infektion, das in einem Fall noch nach einem negativen Intervall von einem Jahr beobachtet wurde.

Um den Erfolg einer Behandlung bei Gastritis und Ulcera duodeni hinsichtlich der Elimination von *C. pylori* beurteilen zu können, ist aufgrund der aufgezeigten Schwierigkeiten, zwischen Wiederaufflammen und Reinfektion zu unterscheiden [43] eine klare einheitliche Definition der Begriffe notwendig. Die Ergebnisse aus den Arbeiten von Langenberg et al. [43] und Goodwin et al. [27] haben zu folgendem Vorschlag zur Terminologie geführt (B. J. Marshall, persönliche Mitteilung, Juli 1987):
1. Eine *C. pylori* negative Biopsie innerhalb der ersten 28 Tage nach Ende einer gegen *C. pylori* gerichteten Therapie und ein erneutes Positiv-werden vor dem 28. Tag wird als *Suppression (= clearance)* und der erneute Nachweis als *Wiederaufflammen (= recrudescence)* bezeichnet. 2. Eine *C. pylori* negative Biopsie über den 28. Tag nach Ende der Therapie hinaus wird als *Elimination (= eradication),* das erneute Positiv-werden nach dem 28. Tag wird als *Reinfektion (= recurrence)* bezeichnet (Abb. 3).

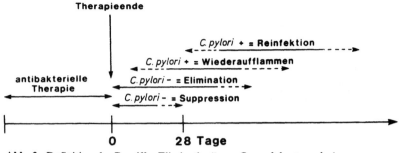

Abb. 3. Definition des Begriffs „Elimination" von *Campylobacter pylori*

Elimination von *Campylobacter pylori* unter antimikrobieller Therapie

Wismut. Wismutsalze haben sich bisher als am effektivsten in der Elimination von *C. pylori* erwiesen. Die von verschiedenen Untersuchern angegebenen Eliminationsraten schwanken – abhängig von den verschieden langen Therapie-freien Intervallen, deren Bedeutung oben erläutert wurde – zwischen 10% und 74% (Tabelle 2). Die Monotherapie mit Wismutsalzen erreicht unter Berücksichtigung der unterschiedlichen Patientenzahlen eine Eliminationsrate von *C. pylori* von ca. 30%. Höhere Dosierungen von Wismut scheinen keine höheren Eliminationsraten zu ermöglichen [57].

Tabelle 2. Eliminationsraten von *Campylobacter pylori* in der Wismuttherapie

Wismutsalz	n	Elimina-tionsrate	therapie-freies Intervall	Autor
Wismutsubcitrat	21	33	12	Goodwin (1987)
	21	57	18	Gilligan (1987)
	84	10	12	Langenberg (1987)
	15	73	0.25	Lambert (1987)
Wismutsubsalicylat	18	75	–	McNulty (1987)

n = Anzahl der Patienten, Eliminationsraten in %, therapiefreie Intervalle in Monaten, – = Kontrolle bei Therapieende

Der therapeutische Einsatz verschiedener Wismutsalze (Wismutdicitrat = DeNol[1]; Wismutsubsalicylat = Pepto-Bismol[2] oder Jatrox[3]) wie auch in vitro Resistenztestungen von *C. pylori*-Stämmen haben gezeigt, daß das Anion keinen Einfluß auf den therapeutischen Erfolg hat (Tabelle 2).

---

[1] und [2] nicht in der BRD erhältlich, [3] Röhm Pharma, Darmstadt

Tabelle 3. Heilungs- und Rezidivraten von peptischen Ulzera unter Antibiotika-oder H_2-RA-Therapie vor der Identifizierung von *Campylobacter pylori*

Autor	Therapie	n	Heilungsraten	Kumulative Rezidivraten
Quintero (1974	Metronidazol/Ci	40*	–	–
Shirokova (1981)	Metronidazol/Ci	78*	–	–
Zheng (1985)	Furazolidon/Ci	70*	73/55 (2 Wo)	4/14 (12 Mo)
Zhao (1985)	Furazolidon/Ci	270*	69/68 (4 Wo)	–
Quintero (1986)	Metronidazol/Ci	55*	76/77 (3 Wo)	–

Heilungs- und Rezidivraten in %, H_2-RA = H_2-Rezeptorantagonist, Ci = Cimetidin, Wo = Woche, Mo = Monat, * = auch Ulcera ventriculi

Antibiotika. Über den erfolgreichen Einsatz eines Antibiotikums in der Therapie peptischer Ulzera wurde von Sancho-Minano et al. [64] erstmals 1969 berichtet. Über weitere Therapiestudien mit Metronidazol berichteten Quintero et al. [61, 61] 1974 und 1986, Gavrilenko et al. [19] 1976 und Shirokova et al. [67] 1981. Da in allen Studien auch Ulcera ventriculi eingeschlossen waren, lassen sich die Heilungsraten retrospektiv nicht isoliert für Ulcera duodeni ermitteln. Alle Studien berichten jedoch über mit H_2-RA vergleichbare Heilungsraten peptischer Ulzera. Die Autoren Zheng et al. [77, 78] und Zhao et al. [76] berichten 1978 und 1983 über einen erfolgreichen Einsatz von Furazolidon (Tabelle 3). Die kumulativen Rezidivraten peptischer Ulzera waren signifikant geringer nach Furazolidon- als nach Cimetidin-Therapie (Tabelle 3) [78].

Sehr bald nach erfolgreicher Kultur von *C. pylori* folgte 1984 die erste Untersuchung zur Antibiotika-Sensitivität von *C. pylori* durch G. Kasper [37], die eine Empfindlichkeit von *C. pylori* gegenüber den meisten Antibiotika aufzeigte. Spätere Arbeiten haben dies im wesentlichen bestätigt und ergänzt [11, 16, 22, 25, 30, 40, 55, 58]. Tabelle 4 zeigt in vitro gut bis sehr gut

Tabelle 4. In vitro Sensitivität von *Campylobacter pylori* gegenüber gut wirksamen Antibiotika

	n	MHK_{90}
Penicillin, Ampicillin, Amoxicillin	425	0.01–0.25
Erythromycin, Roxythromycin	245	0.12–0.5
Ofloxacin, Ciprofloxacin	235	0.12–8.0
Tetracyclin, Minocyclin, Doxycyclin	226	0.12–2.4
Gentamicin, Tobramycin, Kanamycin, Amikacin	310	0.16–2.0
Streptomycin	50	0.64
Imipenem	25	1.0
Rifampicin	80	1.0–2.0

n = Anzahl der Stämme, MHK-Werte in mg/l

125

Tabelle 5. In vitro Sensitivität von *Campylobacter pylori* gegenüber mäßig wirksamen Antibiotika

	n	MHK_{90}
Cephalexin	20	8.0
Pefloxacin, Norfloxacin	63	4.0–8.0
Metronidazol, Tinidazol	206	2.7–128
Furazolidone, Nitrofurantoin	98	2.0–12.5
Clindamycin	50	2.0–8.0
Chloramphenicol	70	4.0–8.0
Colistin	100	4.0–32

n = Anzahl der Stämme, MHK-Werte in mg/l

wirksame Substanzen und Tabelle 5 zeigt mäßig aktive Antibiotika. *C. pylori* zeigt sich in vitro resistent gegenüber Sulphonamiden, Trimethoprim und Nalidixinsäure, sowie gegenüber den Ulkustherapeutika Cimetidin, Ranitidin, Sucralfat und Pirenzepin.

Unter den zahlreichen therapeutisch eingesetzten Antibiotika haben nur 3 nennenswerte Eliminationsraten bei hinreichend langem therapiefreiem Intervall erreicht (s. o.). Dies waren Furazolidon und Nitrofurantoin in der Studie von Gilman et al. [21] 1987, die nach 2wöchiger Therapiedauer und anschließend 6wöchigem therapiefreiem Intervall negative *C. pylori*-Kulturen in 44% bzw. 22% erzielten. Langenberg et al. [43] erreichten mit Amoxicillin eine Elimination von *C. pylori* in 26% bei Kontrolle 12 Monate nach Therapieende. Eine Monotherapie mit Erythromycin [44, 56], Tinidazol [26] und Ofloxacin [2, 3, 23, 35) vermochte *C. pylori* nur in nicht signifikantem Ausmaß, andere wie Metronidazol [35], Ciprofloxacin [31], Doxycyclin [65], Cephalexin (Bayerdörffer 1987, nicht publiziert) und Bacampicillin [32], konnten *C. pylori* in keinem Fall eliminieren (Tabelle 6).

Kombinationstherapie. Die relativ besten Resultate hinsichtlich der Elimination von *C. pylori* wurden mit Kombinationen von Wismutsalzen und Antibiotika erzielt (Tabelle 7). Goodwin et al. [26] erreichten bei 28 Patienten mit einer Kombination von Wismutdicitrat + Tinidazol eine Eliminationsrate von 75%. Bei 14 Patienten, die resistent gegenüber Tinidazol waren und auch mit zusätzlicher Amoxicillin-Therapie nicht *C. pylori* negativ wurden, erreichte die Kombination mit Erythromycin eine Eliminationsrate von 65%. Amoxicillin erzielte in Kombination mit Wismut in den Studien von Langenberg et al. [43] und Goodwin et al. [26] bei 20 bzw. 13 Patienten Eliminationsraten von 50 bzw. 47%. Ofloxacin eliminierte *C. pylori* in Kombination mit Wismutsubsalicylat in 33% bei 9 Patienten (Tabelle 7) [4].

Tabelle 6. Eliminationsraten von *Campylobacter pylori* in der Antibiotikatherapie

Antibiotikum	n	Eliminationsrate	therapiefreies Intervall	Autor
Furazolidon	14	44	1.5	Gilman (1987)
Nitrofurantoin	24	22	1.5	Gilman (1987)
Amoxicillin	19	26	12	Langenberg (1987)
	22	0	0.5	Burette (1987)
Erythromycin	15	7	–	McNulty (1986)
Tinidazol	25	4	12	Goodwin (1987)
Ofloxacin	32	13	1	Bayerdörffer (1987)
	4	50	6	Kalenic (1987)
Metronidazol	2	0	6	Kalenic (1987)
Josamycin	9	0	–	Lamouliatte (1987)
Ciprofloxacin	13	0	–	Hirschl (1987)
Doxycyclin	3	0	–	Schaub (1987)
	5	0	–	Bayerdörffer (1987)
Cephalexin	5	0	–	Bayerdörffer (1987)
Bacampicillin	15	13	–	Hirschl (1987)

n = Anzahl der Patienten, Eliminationsraten in %, therapiefreie Intervalle in Monaten, – = Kontrolle bei Therapieende

Tabelle 7. Eliminationsraten von *Campylobacter pylori* mit kombinierter Wismut- und Antibiotikatherapie

Antibiotikum	n	Eliminationsrate	therapiefreies Intervall	Autor
Wismut + Erythromycin	17	65	12	Goodwin (1987)
+ Tinidazol	28	75	12	Goodwin (1987)
+ Amoxicillin	20	50	12	Langenberg (1987)
+ Amoxicillin	19	47	12	Goodwin (1987)
Wismut + Ofloxacin	14	33	1	Bayerdörffer (1987)

n = Anzahl der Patienten, Eliminationsraten in %, therapiefreie Intervalle in Monaten

Vergleicht man die in vivo Erfolge antibiotischer Substanzen, sowohl als Monotherapie als auch in Kombination mit Wismutsalzen mit den in vitro bestimmten MHK-Werten, so fällt auf, daß die in vitro gemessene Wirksamkeit nicht mit der in vivo-Wirksamkeit korreliert (Tabelle 8), obwohl Konzentrationsmessungen einiger Antibiotika in Biopsiepartikeln ein mehrfaches der in vitro MHK-Werte ergaben (Tabelle 9). Diese Diskrepanz zwischen in vitro und in-vivo-Wirksamkeit wird besonders deutlich, wenn man die Eliminationsraten von *C. pylori* mit Tinidazol, Amoxicillin oder Erythromycin in der Monotherapie [10, 26, 43, 56] oder in Kombination mit

Tabelle 8. Korrelation der in vitro MHK-Werte einiger Antibiotika für *Campylobacter pylori* und der Eliminationsrate in der Monotherapie oder der Kombination mit Wismut

Antibiotikum	MHK$_{90}$	Eliminationsrate Monotherapie	Autor	Eliminationsrate Kombinationstherapie	Autor
Amoxicillin	0,01–0,12	0–26	Burette 1987 Langenberg 1987	47–50	Goodwin 1987 Langenberg 1987
Tinidazol	4	4	Goodwin 1987	75	Goodwin 1987
Erythromycin	0,12–0,5	7	McNulty 1986	65	Goodwin 1987
Ofloxacin	0,5	13	Bayerdörffer 1987	33	Bayerdörffer 1987
Furazolidon	2,4–12,5	44	Gilman 1987	–	
Nitrofurantoin	2,8–12,5	22	Gilman 1987	–	
Ciprofloxacin	0,12–0,25	0	Hirschl 1987	–	

MHK-Werte in mg/l, Eliminationsraten in %, – nicht untersucht

Tabelle 9. Konzentrationen einiger Antibiotika in Biopsiepartikeln der Magenmukosa in Abhängigkeit von der Zeit [54]

	n	Serumkonzentrationen x Konzentration min)	Bereich	Gewebekonzentrationen der Biopsiepartikel x Konzentration (min)	Bereich
Erythromycin					
-äthylsuccinat	7	0,7	0,3 (22)–1,45 (45)	6,1	1,8 (85)–21,7 (80)
-stearat	6	1,1	ng (23)–1,8 (98)	7,9	1,2 (44)–36,7 (42)
Amoxicillin	6	20,2	ng (33)–31 (115)	117,0	14,6 (83)–180 (53)
Pivampicillin	5	14,2	ng (28)–21 (37)	149,0	47,5 (120)–209 (49)

n = Anzahl der Patienten, x = Durchschnittswerte in mg/l, min = Minuten, ng = nicht gemessen

Wismut [26, 43] vergleicht (Tabelle 8). Diese Diskrepanz zwischen dem Erfolg eines Antibiotikums in der Monotherapie und der Kombinationstherapie mit Wismut läßt den Schluß zu, daß die Wirksamkeit eines Antibiotikums im Hinblick auf eine Elimination von *C. pylori* nur in Kombination mit einem Wismutsalz untersucht werden sollte. Diese Überlegung scheint schlüssig, weil jede Kombination eines Antibiotikums mit Wismut bisher bessere Resultate erzielt hat als das jeweilige Antibiotikum der Monotherapie (Tabelle 8). Ein in-vitro-Synergismus von Wismut und verschiedenen

Antibiotika wurde für einige Substanzen gezeigt (Tabelle 10, 11) und die Ergebnisse stehen im Einklang zu den in-vivo-Daten.

Der alleinige Einsatz eines Antibiotikums erlaubt nicht den Vergleich antibiotischer Substanzen untereinander im Hinblick auf ihren Wert in der Kombinationstherapie mit Wismut. Zur Klärung der pathogenen Rolle von *C. pylori* liefert die Monotherapie mit Antibiotika bei positivem Resultat aber die eindeutigeren Hinweise. Wismutsalzen wird ungeachtet der inzwischen aufgezeigten antibakteriellen Wirksamkeit gegen *C. pylori* [25, 55] ein „zytoprotektiver" Effekt nachgesagt und als ein Faktor des therapeutischen Erfolgs diskutiert [8, 24].

Resistenzentwicklung von *C. pylori*. Trotz kurzer Therapiedauer von 10 Tagen beobachteten Goodwin et al. [26] eine Zunahme der gegenüber Tinidazol resistenten *C. pylori*-Stämme von 17% vor Therapie auf 70% bei

Tabelle 10. Synergismus zwischen Wismutsubcitrat und Antibiotika gegen *Campylobacter pylori* in vitro [11]

Antibiotikum	n = 12	Synergismus [%]
Oxolinsäure		100
Rifampicin		83
Cefaclor		67
Ampicillin		58
Erythromycin		33
Metronidazol		33
Norfloxacin		25
Nitrofurantoin		0
Ofloxacin		0
Tobramycin		0

n = Anzahl *Campylobacter pylori* Stämme

Tabelle 11. Resistenzentwicklung von *Campylobacter pylori* gegenüber Antibiotika

Antibiotikum	n	resistente Stämme vor Therapie/ nach Therapie	Autor
Tinidazol	28	17 / 70	Goodwin 1987
Amoxicillin	20	0 / 0	Langenberg 1987
Erythromycin	17	nicht getestet	
Ofloxacin	32	0 / 19	Bayerdörffer 1987
	5	0 / 100	Glupczinsky 1987
Wismutdicitrat		nicht getestet	
Wismutsubsalicylat		nicht getestet	

n = Anzahl der therapierten Patienten, resistente Stämme in %

Therapieende. Über eine ähnliche Entwicklung bei Ofloxacin wurde von Glupczinsky et al. [23] und in eigenen Untersuchungen [3] berichtet. Die Quoten der bei Therapieende resistenten *C. pylori*-Stämme betrugen 100% bzw. 19% (Tabelle 11).

Therapeutische Möglichkeiten

Die Wirksamkeit von Wismutsalzen in der Therapie peptischer Ulzera, vor allem der Ulcera duodeni, wurde in mehr als fünfzehn Jahren durch zahlreiche kontrollierte klinische Studien belegt. Wismutsalze sind nicht nur gleichwertig den H_2-RA hinsichtlich der erzielten Heilungsraten, sondern in fast allen Studien konnte auch eine signifikant niedrigere Rezidivrate nach Wismuttherapie gezeigt werden. Die Elimination von *C. pylori* aus der Magenmukosa korreliert signifikant mit der Rezidivfreiheit von Patienten mit Ulcera duodeni (Tabelle 12). Die Wismuttherapie kann somit als ein erster Ansatz in Richtung auf eine kausale Therapie bei Ulcera duodeni angesehen werden. Die Kombinationstherapie von Antibiotika und Wismutsalzen hat zwar in wenigen Studien bessere Ergebnisse hinsichtlich der Elimination von *C. pylori* und damit der Ulkusrezidivraten erzielt, ist aber zur breiten Anwendung noch nicht geeignet, insbesondere aufgrund der erforderlichen mikrobiologischen Kontrollen zum Auschluß einer möglichen Resistenzentwicklung von *C. pylori*. Die zur Zeit möglichen Therapieempfehlungen lassen sich wie folgt zusammenfassen:
1. Bei *C. pylori* positiven Ulcera duodeni assoziiert mit einer aktiv chronischen Oberflächengastritis des Antrums stellen Wismutsalze (Wismutdicitrat = DeNol, Wismutsubsalicylat = Pepto-Bismol oder Jatrox) die wahrscheinlich bessere Alternative im Vergleich mit den H_2-Blockern dar. Weitere klinische Studien sollten zur Bestätigung des Zusammen-

Tabelle 12. Korrelation der Elimination von *Campylobacter pylori* mit der Rezidivfreiheit von Ulcus duodeni Patienten

	H_2-RA	Wismut	Cp.-Status nach Therapie		Rezidivrate nach 12 Monaten	
			+	–	+	–
Coghlan et al. [3]	n 23	23				
Cp. -*	n 4* (17%)	12* (52%)	24 (52%)	16* (35%)	19 (79%)	4 (25%)
Goodwin et al. [26]	n 25	21				
Cp.-	n 0 (0%)	7 (33%)	39 (85%)	7 (15%)	29 (74%)	2 (28%)

n = Anzahl der Patienten, * Kontrolle bei Therapieende, ⊛6 Patienten haben die Studie vorzeitig beendet hangs der Elimination von *C. pylori* und dem Rückgang der Rezidivhäufigkeit von Ulcera duodeni durchgeführt werden.

2. Die Kombinationstherapie von Wismutsalzen + Antibiotika sollte ausschließlich unter mikrobiologischen Kontrollen der Empfindlichkeit von *C. pylori* gegenüber antibiotischen Substanzen vor und nach Therapie eingesetzt werden.

Literatur

1. Bayerdörffer E, Kasper G, Pirlet Th, Sommer A, Ottenjann R (1988) Ofloxacin in der Therapie „resistenter" Ulcera duodeni. Z Gastroenterol, im 26: 155
2. Bayerdörffer E, Kasper G, Pirlet Th, Sommer A, Ottenjann R (1987) Ofloxacin in der Therapie Campylobacter pylori positiver Ulcera duodeni. Dtsch Med Wschr 112: 1407
3. Bayerdörffer E, Kasper G, Sommer A, Ottenjann R (1987) Is Campylobacter pylori a pathogenic factor in duodenal ulcer? Abstract No. 13 IVth International Workshop on Campylobacter Infections, Göteborg, Sweden, June 16–18
4. Bayerdörffer E, Simon Th, Bästlein Ch, Kasper G, Ottenjann R (1987) Bismuth/ofloxacin combination for duodenal ulcer. Lancet ii: 1467
5. Bianchi Porro G, Barbara L, Cheli R, Dalmonte PR, Mazzacca G (1984) Comparison of tripotassium dicitrato bismuthate (TDB) tablets and ranitidine in healing and relapse of duodenal ulcers. Gut 25: A565
6. Bianchi Porro G, Lazzaroni M, Petrillo M, Nicola C (1984) Relapse rates in duodenal ulcer patients formerly treated with bismuth subcitrate or maintained with cimetidine. Lancet ii: 698
7. Bianchi Porro G, Parente F, Lazzaroni M, Pace F (1986) Colloidal bismuth subcitrate and two different dosages of cimetidine in the treatment of resistant duodenal ulcer. Scand J Gastroenterol 21 [suppl. 122]: 39
8. Blaser MJ (1987) Gastric Campylobacter-like organisms, gastritis, and peptic ulcer disease. Gastroenterol 93: 371
9. Bode G, Malfertheiner P, Ditschuneit H (1987) Invasion of Campylobacter-like organisms in the duodenal mucosa in patients with active duodenal ulcer. Klin Wschr 65: 144
10. Burette A, Glupczinski Y, Dereuck M, Labbe M, Deltenre M (1987) Campylobacter pyloridis and associated gastritis: investigator blind, placebo controlled trial with amoxicillin. Abstract No. 28, IVth International Workshop on Campylobacter Infections, Göteborg, Sweden, June 16–18
11. Caekenberghe DL van, Breyssens J (1987) In vitro synergistic activity between bismuth subcitrate and various antimicrobial agents against Campylobacter pyloridis (C. pylori). Antimicrob Agents Chemother 31: 1429
12. Carrick J, Daskalopoulos G, Hazell S, Ralston M, Lee A (1987) The role of Campylobacter pyloridis and gastric metaplasia in duodenal ulceration. Campylobacter pylori – A multi-disciplinary workshop, Keystone, Colorado, July 28–31
13. Coghlan JG, Gilligan D, Humphries H, McKenna D, Dooley C, Sweeney E, Keane C, O'Morain C (1987) Campylobacter pylori and recurrence of duodenal ulcers – A 12-month follow-up study. Lancet ii: 1109
14. Coughlin GP, Kupa A, Alp MH (1977) The effect of tri-potassium dicitrato bismuthate (De-Nol) on the healing of chronic dudenal ulcers. Med J Aust 1: 294

15. Crabtree JE, Rathbone BJ, Heatley RV, Wyatt JI, Losowsky MS (1987) In vitro glycoprotein synthesis and secretion in Campylobacter pyloridis associated chronic gastritis. Abstract No. 38, IVth International Workshop on Campylobacter Infections, Göteborg, Sweden, June 16–18

16. Czinn S, Carr H, Aronoff S (1986) Susceptibility of *Campylobacter pyloridis* to three macrolide antibiotics (erythromycin, roxithromycin [RU 28965], and CP 62,933] and rifampicin. Antimicrobial Agents and Chemotherapy 30: 328

17. Eberhardt R, Kasper G, Dettmer A, Höchter W, Hagena D (1987) Effect of oral bismuthsubsalicylate on Campylobacter pyloridis and duodenal ulcer. Campylobacter pylori – A multi-discipinary workshop, Keystone, Colorado, July 28–31

18. Flavell Matts SG, Swan CHJ, Kellcher J (1965) Double-blind trial of bismuth aluminate and magnesium trisilicate in peptic ulceration with simultaneous gastric analysis. Br Med J 250: 753

19. Gavrilenko YV, Parshkov EM, Pichugin YI, Skornetsky BD, Slepynin VI, Chibis OA (1976) Treatment of gastric and duodenal ulcer with metronidazole. Ter Arkh 48: 74

20. Gilligan D, Coghlan G, Humphries H, McKenna D, Dooley C, Sweeney E, Keane C, O'Morain C (1987) Campylobacter pylori and recurrence of duodenal ulcers – An eighteen month follow up study. Abstract No. 235, IVth International Workshop on Campylobacter Infections, Göteborg, Sweden, June 16–18

21. Gilman R, Leon-Barua R, Ramirez-Ramos A, Morgan D, Recavarren S, Spira W, Watanabe J, Kraft W, Bender M, Pearson A (1987) Efficacy of nitrofurans in the treatment of antral gastritis associated with Campylobacter pylori. Campylobacter pylori – A multi-disciplinary workshop, Keystone, Colorado, July 28–31

22. Glupczinsky Y, Bruck C, Burette A, Labbe M, Delmee M, Avesani V and Bogaerts J (1987) Comparative in-vitro activity of 21 antimicrobial and antiulcer agents against clinical isolates of Campylobacter pyloridis. Abstract No. 58 IVth International Workshop on Campylobacter Infections, Göteborg, Sweden, June 16–18

23. Glupczynski Y, Labre M, Burette A, Delmee M, Avesani V, Bruck C (1987) Treatment failure of ofloxacin in Campylobacter pylori infection. Lancet i: 1096

24. Goodwin CS, Armstrong JA (1986) Will antibacterial chemotherapy be efficacious for gastritis and peptic ulcer? J Antimicrob Chemother 17: 1

25. Goodwin CS, Blake P, Blincow E (1986) The minimum inhibitory and bactericidal concentrations of antibiotics and anti-ulcer agents against Campylobacter pyloridis. J Antimicrob Chemother 17: 309

26. Goodwin CS, Marshall BJ, Warren JR, Blackbourn S, Blincow ED (1987) Clearance of Campylobacter pyloridis, and reduced duodenal ulcer relapse with bismuth and tinidazole compared to cimetidine. Abstract No. 60, IVth International Workshop on Campylobacter Infections, Göteborg, Sweden, June 16–18

27. Hamilton I, O'Connor HJ, Wood NC, Bradbury I, Axon ATR (1986) Healing and recurrence of duodenal ulcer after treatment with tripotassium dicitrato bismuthate (TDB) tablets or cimetidine. Gut 27: 106

28. Harley H, Alp MH (1983) Treatment of chronic duodenal ulceration. Effectiveness of colloidal bismuth subcitrate tablets compared with cimetidine. Med J Aust 2: 627

29. Hazell SL, Lee A, Brady L, Hennessey W (1986) *Campylobacter pyloridis* and gastritis: association with intracellular spaces and adaptation to an environment of mucus as important factors in colonization of the gastric epithelium. J Infect Dis 153: 658

30. Hirschl A, Stanek G, Pötzi R, Rotter M, Wende L (1986) Die Empfindlichkeit von Campylobacter pyloridis gegenüber antimikrobiellen Chemotherapeutika und Ulcustherapeutika. Z. Antimikrobielle Antineoplastische Chemotherapie 4: 45

31. Hirschl AM, Stanek G, Rotter M, Hentschel E, Schütze K (1987) Ulcus duodeni und Antibiotika-Therapie. Dtsch Med Wschr 112: 781

32. Hirschl AM, Stanek G, Rotter M, Pötzi R, Gangl A, Hentschel E, Schütze K, Holzner JH, Nemec H (1987) Campylobacter pyloridis, Gastritis und Ulcus pepticum. Wien Med Wschr 99: 493

33. Howden A, Boswell P, Tovey F (1986) In-vitro sensitivity of *Campylobacter pyloridis* to furazolidone in peptic ulcer. Lancet ii: 1048

34. Johnston BJ, Reed PI, Ali MH (1987) Prevalance of Campylobacter *pylori* in duodenal and gastric mucosa – relationship to inflammation. *Campylobacter pylori* – A multi-disciplinary workshop, Keystone, Colorado, July 28–31

35. Kalenic S, Falisevac V, Scukanec-Spoljar M, Gmajnicki B, Knezevic S, Vodopija I (1987) Ofloxacin and Metronidazole activity on gastritis and peptic ulcer associated with Campylobacter pylori. Abstract No. 75 IVth International Workshop on Campylobacter Infections. Göteborg, Sweden, June 16–18

36. Kang JY, Piper DW (1982) Cimetidine and colloidal bismuth in treatment of chronic duodenal ulcer. Digestion 23: 73

37. Kasper G, Dickgiesser N (1984) Antibiotic sensitivity of "Campylobacter pylori" Eur J Clin Microbiol 3: 444

38. Lam SK, Lee NW, Koo J, Hui WM, Fok KH, Ng M (1984) A randomised cross-over trial of tripotassium dicitrato bismuthate vs high dose cimetidine for duodenal ulcers resistant to standard dose of cimetidine. Gut 25: 703

39. Lambert JR, Borromeo M, Korman MG, Hansky J (1987) Role of Campylobacter pyloridis in non-ulcer dyspepsia – A randomized controlled trial. Gastroenterol 92: 1488

40. Lambert JR, Hansky J, Davidson A, Pinkard K, Stockman K (1985) Campylobacter like organisms (CLO) – in vivo and in vitro susceptibility to antimicrobial and antiulcer therapy. Gastroenterol 88: 1462

41. Lambert T, Mégraud F, Gerbaud G, Courvalin P (1986) Susceptibility of *Campylobacter pyloridis* to 20 antimicrobial agents. Antimicrob Ag Chemother 30: 510

42. Lamouliatte H, Megraud F, de Mascarel A, Quinton A (1987) Placebo-controlled trial of josamycin in *Campylobacter pyloridis* associated gastritis. Abstract No 190, IVth International Workshop on Campylobacter Infections, Göteborg, Sweden, June 16–18

43. Langenberg ML, Rauws EAJ, Houthoff HJ, Oudbier J, Tytgat GNJ, Zanen HC (1987) Follow-up of C. pyloridis-associated gastritis after treatment with amoxycillin and/or colloidal bismuthsubcitrate. Abstract No. 94, IVth International Workshop on Campylobacter Infections, Göteborg, Sweden, June 16–18

44. Lastovica AJ, Hill I, Emms M, Sinclair-Smith CC (1987) *Campylobacter pyloridis* associated with protein-losing enteropathy in paediatric patients. Abstract No. 95, IVth International Workshop on Campylobacter Infections, Göteborg, Sweden, June 16–18

45. Lee, FI, Samloff IM, Hardman M (1985) Comparison of tri-potassium dicitrato bismuthate tablets with ranitidine in healing and relapse of duodenal ulcers. Lancet i: 1299

46. Leunk RD, Johnson PT, David BC, Kraft WG and Morgan DR (1987) Identification of cytotoxic activity produced by Campylobacter pyloridis. Abstract No. 97, IVth International Workshop on Campylobacter Infections, Göteborg, Sweden, June 16–18

47. Malfertheiner P, Bode G, Vanek E, Stanescu A, Lutz E, Blessing J und Ditschuneit H (1987) Campylobacter pylori – Is there a connection with peptic ulcer? Dtsch Med Wschr 112: 493

133

48. Marshall BJ, Armstrong JA, McGechie DB, Glancy RJ (1985) Attempt to fulfil Koch's postulates for pyloric campylobacter. Med J Aust 142: 436
49. Marshall BJ, Barrett LJ, Guerrant RL (1987) Protection of *Campylobacter pyloridis* but not *Campylobacter jejuni* against acid susceptibility by urea. Abstract No. 221, IVth International Workshop on Campylobacter Infections, Göteborg, Sweden, June 16–18
50. Marshall BJ, Goodwin CS, Warren JR, Murray R, Blincow E, Blackbourn S, Phillips M, Waters T, Sanderson C (1987) Long term healing of gastritis and low duodenal ulcer relapse after eradication of campylobacter pyloridis: A prospective double-blind study. Gastroenterol 92: 1518
51. Marshall BJ, McGechie DB, Francis GJ, Utley PJ (1984) Pyloric campylobacter serology. Lancet ii: 281
52. Martin DF, Hollanders D, May SJ, Ravenscroft MM, Tweedle DE, Miller JP (1981) Difference in relapse rates of duodenal ulcer after healing with cimetidine or tripotassium dicitrato bismuthate. Lancet I: 7
53. Martin-Bouyer G et al. (1987) Epidemiological study of encephalopathies following bismuth administration per os. Clin Toxicol 18: 1277
54. McNulty CAM, Dent JC, Ford GA, Wilkinson SP (1987) Antimicrobial concentrations in the gastric mucosa. IVth International Workshop on Campylobacter Infections. Göteborg, Sweden, June 16–18, abstract 113
55. McNulty CAM, Dent J, Wise R (1985) Susceptibility of clinical isolates of *Campylobacter pyloridis* to 11 antimicrobial agents. Antimicrobial Agents and Chemotherapy 28: 837
56. McNulty CAM, Gearty JC, Crump B, Davis M, Donovan IA, Melikian V, Lister DM, Wise R (1986) Cympylobacter pyloridis and associated gastritis: investigator blind, placebo controlled trial of bismuth salicylate and erthromycin ethylsuccinate. Br Med J 293: 645
57. Menge H, Hofmann J, Gregor M (1987) Dosis-Wirkungs-Studien mit Wismutsalzen zur Elimination von Campylobacter pylori. Z Gastroenterol 25 [Suppl 4]: 44
58. Morgan DR, Fitzpatrick PM, David KL, Kraft WG (1987) Susceptibility patterns of *Campylobacter pyloridis*. FEMS Microbiol Letters 42: 245
59. Morris A, Nicholson G (1987) Ingestion of *Campylobacter pyloridis* causes gastritis and raised fasting gastric pH. Am J Gastroenterol 82: 192
60. Penfold SS, Lastovica AJ, Elisha BG (1987) Demonstration of plasmids in C. pyloridis. Abstract No. 126, IVth International Workshop on Campylobacter Infections, Göteborg, Sweden, June 16–18
61. Quintero M et al. (1974) Estudio clinico-experimental del metronidazol en el tratamiento de la ulcera peptica. Rev Cuba Med 13: 37
62. Quintero M, Sotto A (1986) Metronidazole versus cimetidine in treatment of gastroduodenal ulcer. Lancet i: 907
63. Rathbone BJ, Wyatt JI, Tompkins DS, Heatley RV (1987) Gastric mucosal production of Campylobacter pyloridis antibodies in in vitro. Abstract No. 135, IVth International Workshop on Campylobacter Infections, Göteborg, Sweden, June 16–18
64. Sancho-Minano J et al (1969) Evolución clinica y radiológica de la úlcera gastroduodenal tratada con metronidazol. Progres Ter Clin 22: 225
65. Schaub N, Stalder H, Vischer W, Stalder GA, Affolter H, Wegmann W (1987) Versagen von Doxycyclin bei Campylobacter-pylori-positiver Gastritis. Dtsch Med Wschr 112: 117
66. Schrager J, Spink R, Mitra S (1967) The antrum in patients with duodenal and gastric ulcers. Gut 8: 497

67. Shirokova KI et al (1981) Metronidazole in the treatment of peptic ulcer. Klin Med (Moscow) 59: 48
68. Shreeve DR, Klass HJ, Jones PE (1983) Comparison of cimetidine and tripotassium dicitrato bismuthate in healing and relapse of duodenal ulcers. Digestion 28: 96
69. Skoglund ML, Watters K, Taulbee J (1987) Bismuth concentration at site of Campylobacter pyloridis colonization. Campylobacter pylori – A multidisciplinary workshop, Keystone, Colorado, July 28–31
70. Vantrappen G, Schuurmans P, Rutgeerts P, Janssens J (1982) A comparative study of colloidal bismuth subcitrate and cimetidine on the healing and recurrence of duodenal ulcer. Scand J Gastroent 17 [Suppl 80]: 23
71. Ward M, Halliday C, Cowen AE (1986) A comparison of colloidal bismuth subcitrate tablets and ranitidine in the treatment of chronic duodenal ulcers. Digestion 34: 173
72. Warren JR, Marshall BJ (1983) Unidentified curved bacilli on gastric epithelium in active chronic gastritis. Lancet i: 1273
73. Weiss G, Kallmeyer JC (1968) Pilot trial of a colloidal bismuth preparation in the treatment of peptic ulcer. S Afr Med J 42: 317
74. Weiss G, Serfontein WJ (1971) The efficacy of a bismuth-protein-complex compound in the treatment of gastric and duodenal ulcers. SA Med J 45: 467
75. Wyatt JI, Rathbone BJ, Dixon MF, Heatley RV (1987) Campylobacter pyloridis and acid induced gastric metaplasia in the pathogeneis of duodenitis. J Clin Pathol 40: 841–848
76. Zhao HY, Li G, Guo J, Yan Z, Sun S, Li L, Duan Y, Yue F (1985) Furazolidone in peptic ulcer. Lancet II: 276
77. Zheng ZT, et al. (1982) The long-term trial and experimental studies of furazolidone in peptic ulcers. Chin. J. Dig. 2: 131
78. Zheng ZT, Wang ZY, Chu YX, Li YN, Li QF, Lin SR, Xu ZM (1985) Double-blind short-term trial of furazolidone in peptic ulcer. Lancet I: 1048

Diskussion

Frage:

Würden Sie sagen, daß ein *Campylobacter pylori* assoziiertes Ulkus grundsätzlich mit einem Antibiotikum behandelt werden sollte, oder mit einer Kombinationstherapie? Handelt es sich bei den von Ihnen präsentierten Daten nur um Ulkus-Studien?

Dr. Bayerdörffer:

Um zunächst auf den zweiten Teil Ihrer Frage einzugehen ist zu sagen, daß es sich bei den hier gezeigten Daten zur Elimination von *Campylobacter pylori* sowohl um Ulkus- als auch um Gastritis-Studien handelt. Man muß weiterhin zu Ihrer Frage erwähnen, daß der größte Teil dieser Studien mit dem Hauptziel durchgeführt wurde, etwas über die Pathogenität von *Campylobacter pylori* in Zusammenhang mit Gastritis und peptischen Ulzera zu erfahren. Hier liefern die Studien, die Antibiotika als Monotherapie eingesetzt haben, eindeutigere Aussagen, weil Antibiotika bezüglich ihres Wirkspektrums gut untersucht sind. Den Wismutsalzen hingegen wird außer der erst vor 3 Jahren entdeckten bakteriziden Wirkung auf *Campylobacter pylori* auch ein „zytoprotektiver" Effekt zugeschrieben.

Das heißt also nicht, daß ein Antibiotikum primär in der Therapie eines Ulcus duodeni oder der Gastritis eingesetzt werden sollte.

Prof. Ottenjann:

Es geht ja auch nicht so sehr um die Gastritis als um das Ulkus.

Frage:

Man sollte aus meiner Sicht noch einmal den Stellenwert dieser Antibiotika unterstreichen. Ich glaube, es ist eine rein klinisch experimentelle Therapie. Allgemein sollte die Antibiotika-Therapie in der Behandlung der Gastritis und des Ulkusleidens nicht empfohlen werden, weil wir klinisch experimentell damit umgehen. Die Wismutsalze dagegen haben eine klinisch bestä-

tigte Wirksamkeit und es ist aus meiner Sicht sinnvoller, eine Rezidivthera-
pie zu beginnen, als von vornherein mit dem puristischen Konzept der
Eradikation ein Antibiotikum einzusetzen, das wir ja mit diesen Eigenschaften, die Sie selbst fordern, gar nicht zur Verfügung haben.

Dr. Bayerdörffer:

Ich muß Ihnen voll und ganz zustimmen, daß die Antibiotika-Therapie
Campylobacter pylori assoziierter Erkrankungen sich derzeit noch in einem
klinisch experimentellen Stadium befindet. Empfehlen kann man augen-
blicklich nur die Monotherapie mit Wismutsalzen. Aufgrund der beobachteten Resistenzentwicklung unter antibiotischer Therapie ist ihr Einsatz
ohnehin nur unter entsprechenden mikrobiologischen Kontrollen zu recht-
fertigen. Trotz dieser Schwierigkeiten mit dem Einsatz von Antibiotika wird
nach derzeitigem Wissensstand zukünftig die Anwendung von Antibiotika
in der Ulkus-Therapie wahrscheinlich notwendig sein, um die hohen Rezidivraten zu senken.

Frage:

Wie kann denn nun der Praktiker *Campylobacter pylori* diagnostizieren und
wie kann man herausfinden, ob *Campylobacter pylori* für die Beschwerden
verantwortlich ist?

Dr. Bayerdörffer:

Wenn Sie endoskopisch ein Ulkus diagnostizieren, können Sie einfach
durch die Entnahme von zwei Biopsiepartikeln aus dem Antrum die Anwe-
senheit von *Campylobacter pylori* und einer Gastritis nachweisen. Abgesehen vom Ulkus gibt es bisher für den Zusammenhang von *Campylobacter
pylori,* Gastritis und dyspeptischen Beschwerden keine Studie, die dies
signifikant gezeigt hätte.

Dr. Gregor:

Herr Bayerdörffer, Ihr Thema war die Elimination von *Campylobacter
pylori,* aber Sie haben doch mehr Daten verfügbar hinsichtlich der Ulkus-
therapie mit Antibiotika. Können Sie das noch einmal konkretisieren, wie
ist die Rezidivrate bei einer initialen Behandlung mit Antibiotika bzw. mit
Wismutsalzen und Antibiotika? Sie haben doch in Salzburg Ihre Ergebnisse
vorgestellt?

Dr. Bayerdörffer:

Ich habe versucht aufzuzeigen, daß man von einer Elimination bei *Campylobacter pylori* im engeren Sinne sprechen kann, wenn der Keimnachweis mindestens 4 Wochen nach Ende der Therapie negativ bleibt. Wenn man dieses Kriterium bei der Bewertung bisher durchgeführter Studien zugrunde legt, gibt es nur drei Antibiotika, die überhaupt signifikante Eliminationsraten erzielt haben. Die höchsten Eliminationsraten von *Campylobacter pylori* und die niedrigsten Rezidivraten wurden bisher mit Kombinationen von Wismut und Antibiotika erzielt. Wollen Sie nur eine Substanz einsetzen, so ist bisherigen Studien zufolge Wismut den Antibiotika überlegen.

Dr. Malfertheiner:

Ist die Gastritis symptomatisch oder nicht? Wir wissen, daß ein großer Teil der Patienten mit chronischer Gastritis asymptomatisch ist. Wir wissen dies aus alten und neueren Untersuchungen, es gibt aber auch Untersuchungen die zeigen, daß eine Subpopulation der Patienten mit chronischer Gastritis wohl auf dem Boden einer vermehrten Infiltration mit zellulären Elementen Symptome haben. Eine Studie, die in der Mayo-Klinik durchgeführt wurde, sowie eine Studie, die in Beirut erarbeitet wurde, zeigen eine gute Korrelation mit dem Grad der entzündlichen Infiltrationen. Das Problem Oberbauchbeschwerden können wir nicht mit einem Beitrag hier lösen, aber ich glaube, daß eine Gruppe von Patienten von einer Behandlung der *Campylobacter pylori* assoziierten Gastritis profitiert.

Prof. Ottenjann:

Wie findet man die Gruppe?

Dr. Malfertheiner:

Indem man Patienten mit Beschwerden endoskopiert, indem man den Grad der Aktivität der Gastritis feststellt, indem man ausschließt, daß eine Gallenstein-Erkrankung vorliegt, indem man bei der Dyspepsie noch ausschließt, daß eine chronische Pankreatitis vorliegt. Das sind Dinge, die man mit berücksichtigen muß und es ist sicher so, daß nach dieser Therapie, die gegen den *Campylobacter pylori* gerichtet ist, die Symptome signifikant abnehmen. Solche Fälle von Gastritis muß man auch therapieren.

Prof. Ottenjann:

Aber die Korrelation zu dem Rückgang der Beschwerden ist in vielen Studien sehr schlecht ?!.

Frage:

Können toxische Nebenwirkungen der Wismutsalze auftreten?

Dr. Bayerdörffer:

Es gibt Berichte aus Frankreich und Australien über Wismut-Enzephalopathien; die in diesen Fällen eingenommenen Dosen lagen aber weit über 2 g/Tag und die zur Ulkus-Therapie eingesetzte Dosis beträgt ungefähr 1200 mg/Tag. In den bisher durchgeführten Wismutstudien in der Ulkus-Therapie sind keinerlei Nebenwirkungen beschrieben worden, in keiner einzigen dieser Studien.

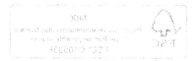

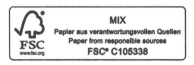